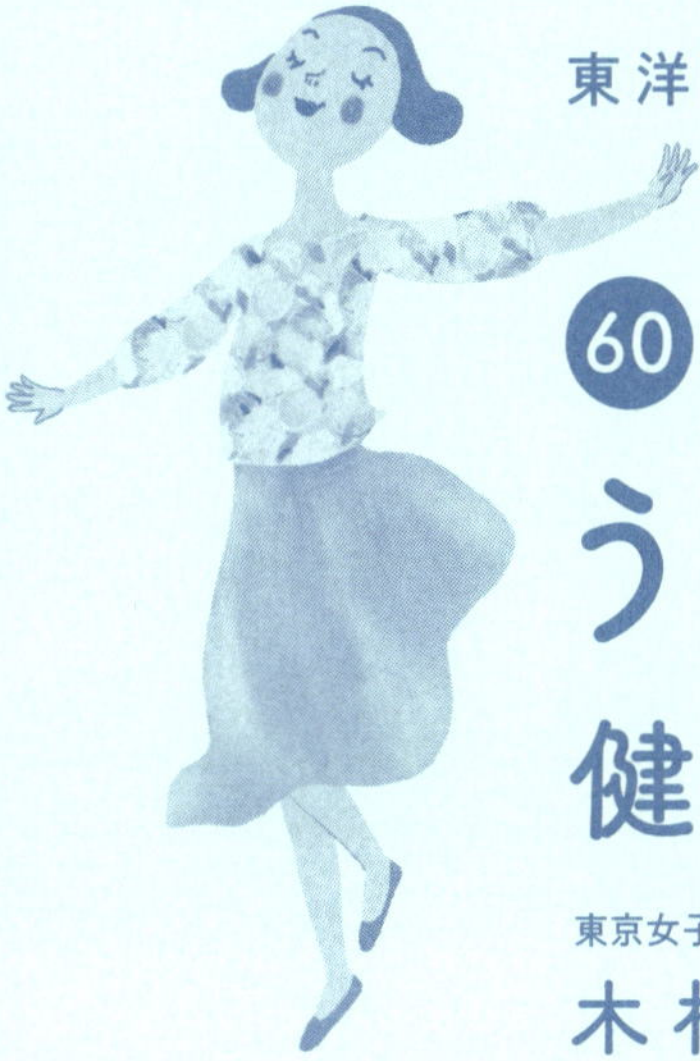

東洋医学2000年の
すごい知恵

60代70代80代を うまく老いる健康養生法

東京女子医科大学附属東洋医学研究所所長・教授
木村容子 Kimura Yoko

さくら舎

はじめに

ある女性の患者さんは、「初めて70歳になるのでカラダの変化に戸惑います」と話されていました。このように、年とともに自分のカラダが変化することに戸惑いを覚える方は多くいらっしゃいます。

人生100年時代の到来とともに、自分の親よりも寿命が長くなることで心身の変化についてのお手本がなくなり、これから先の人生でカラダとココロに何が起こるのか、不安に感じている方が少なくないようです。

老化が〝未知の世界〟であることで不安になるのであれば、どのようにカラダが変化するのかをあらかじめ知ることが、不安の軽減に役立つのではないでしょうか。

カラダとココロの変化を知ることで老化はもはや未知の世界ではなくなり、変化への心構えをしながら、ゆとりをもって対策を講じることができます。そうすることで、老化の速度を少しでもゆるやかにできたらと思っています。

古代中国に源流を持ち約２０００年以上にわたって受け継がれてきた東洋医学は、はるか昔から人間が１００歳まで健康に生きることを想定したカラダとココロのケア、すなわち養生《ようじょう》を説《と》いてきました。

科学の進んだ現代では、老化を臓器や遺伝子のレベルで解明しようとしています。それらの研究成果を根拠とする医療やサプリメントの情報があふれかえっています。

しかしながら、２０００年前から人体の仕組みの根本は変わりません。東洋医学が積み重ねてきた豊かな知見や知恵は、今後ますます重要になるでしょう。

人間は日々変化しており、30歳からは男女を問わずカラダの機能は徐々に衰えていきます。年を重ねるごとに体力・気力が少しずつ減っていき、今までより疲れやすくなったり、食事量が減ったり、不調も出やすくなります。前年と同じ体調でいられるなら、それだけ老化を食い止めているわけで、素晴らしいことです。

本書では、〝うまく老いる〟、すなわち、加齢にともなうカラダとココロの変化を受け入れ、適切な養生をすることで、各自に備わった寿命を最大限に発揮させることを目指しています。

私は、20代後半に英国オックスフォード大学大学院に留学していたとき、無理がたたって体調を崩したことがありました。クリニックを受診しましたが、「病気ではないので、悪くなったらまた受診してください」と説明されました。病気になりたくない、健康を取り戻したいと願って受診した私にとって、その説明は納得のいくものではありませんでした。

すると英国人の同級生から、驚いたことに、漢方治療をすすめられたのです。中国人の医師が診療する漢方クリニックを受診し、ほどなくして元気を取り戻しました。

帰国後に医学部に学士入学し、医師としての将来を考えるにあたって、健康でポジティブな生き方をサポートしたいと思うようになりました。

病気が悪化し、入院してから診《み》てくれる医師はたくさんいます。ですが、私は、自分もかつて経験したように、入院したり深刻な病気になる前にサポートできる医師になりたいと思い、漢方医学（東洋医学）を究《きわ》める道を選びました。

これまで、年間6000人を超える患者さんの診察を20年以上続けてきました。その診療を通じてお話ししてきたことを、本書にまとめました。

「漢方での老化対策」という本書の企画は、新型コロナウイルス禍《か》より前にスタートしていましたが、医師としてコロナ対応を優先していた間に5年も経過してしまいました。

いま、コロナ禍を経験して人々の価値観が変化したこと、また猛暑によるライフスタイルの変化や食生活への影響を実感しています。ニュースではウクライナ侵攻やパレスチナ問題などの激動の世界情勢がくり返し報じられることにより、不安を訴える患者さんが少なくありません。親から教えられた知識やご自身で培《つちか》ってきた経験が通用しないことに戸惑いを感じる人も増えています。

しかし、紀元前から受け継がれてきた東洋医学は、幾多《いくた》の気候変動、自然災害、疫《えき》病《びょう》や戦乱を経験しながら、なお100歳まで健康に寿命を全《まっと》うする術《すべ》を私たちに説いています。いまこそ、環境の変化や不安・ストレスに対処した養生が、だれにでも必要なのではないかと考えます。

5年もの間、辛抱強く見守っていただき、漢方医学の立場から〝うまく老いる〟手段をお伝えする機会をくださったさくら舎の古屋信吾代表、読者の目線で多くのご助言をいただいた編集の松浦早苗さんに、心から感謝申し上げます。

加齢は止められませんが、老化の速度は養生次第でゆるやかにできます。老化対策は、防災の心得《こころえ》と同様に「備えあれば憂《うれ》いなし」。〝まだまだ大丈夫〟と思っているときに対策を講じることが肝要《かんよう》です。

でも、養生は何歳から始めても遅くはありません。カラダとココロの声を聞き、自分のもつエネルギーを上手に活用して、健康でいきいきと暮らしましょう。

本書が、みなさまの〝うまく老いる〟ための〝ポジティブ・エイジング〟に、少しでもお役に立つことができれば幸いです。

東京女子医科大学附属東洋医学研究所所長・教授　木村容子《きむらようこ》

目次◆60代70代80代をうまく老いる健康養生法
——東洋医学2000年のすごい知恵

第2章　カラダとココロの変化とともに生きる

第3章　60歳からのポジティブ養生論

第4章　年代・タイプ別ポジティブ養生生活

第5章　漢方で「フレイル」対策

60代70代80代をうまく老いる健康養生法

——東洋医学２０００年のすごい知恵

第1章

東洋医学は「老化の教科書」

「老化」を「健康」につなげて100歳まで生きる……

「人生100年時代」という言葉が当たり前の時代になりました。日本では2024年には、100歳超えの高齢者が9万5000人以上となりました。厚生労働省には「人生100年時代構想会議」が置かれ、政策として取り上げられたくらいです。

この構想会議では「多くの先進国では2007年に生まれた人の2人に1人は100歳より長生きする。日本では107歳を超えて生きる」という海外の研究が紹介されていました。そんな時代の社会や制度のあり方を考え、対応していくことが求められているのです。

昔から長寿は人々の願いでしたから、長生きになったのはすばらしいことですが、100歳超えとなると、手放しで喜んでばかりもいられません。

社会や制度のあり方という大きな話ももちろんのこと、一人一人にとっても、これまでとは異なる、**100年人生に合った新しい健康のあり方**（**健康思想・健康観**）が必要になってくるからです。

私も「とにかく健康でいたい」という声を、日々、多くの方から聞いています。長寿を幸せに結びつけるためには、まず健康あってこそ、とはだれもが思うことでしょう。

年を重ねると、疲れやすくなったり、足腰が弱ったり、とカラダのあちこちにさまざまな変化が生じてきます。カラダだけではありません。涙もろくなったり、怒りっぽくなったり、とココロも変化していきます。

生きている限り、人は変化しつづけます。人生後半期の変化とは、すなわち老化です。これまで、カラダやココロのさまざまな老化現象の受け止め方は「年のせいだから仕方がない」とあきらめるか、あるいは「なんとか若返ろう」と抵抗するか、という2つに分かれていました。

100年という長い人生の日々を、こうした健康観ですこやかに生きるのはむずかしいでしょう。

でも、漢方医学（東洋医学）ならそれができます。

カラダやココロの変化にうまく対処して、老化のスピードを遅らせる。ちょっとした不調の段階で対処して、病気になるのを防ぎ、老化の波を穏やかに、程度を軽くする。

ひいては、病《やまい》を得ても長生きし、天寿《てんじゅ》を全《まっと》うできる。

漢方は、**老化を健康につなげることができ、新しい健康のあり方を示す**ことができるのです。**100歳人生をうまく生きるには、漢方が心強い味方**になります。

人はこうして老いていく――『黄帝内経』の老化モデル……

ところで、100年という長さの人生は、最近になって視野に入ったのかというと、そうではありません。じつは2000年も前から、古代中国では100年以上生きることを想定した健康思想がありました。

中国の古典で最古の医書とされる『黄帝内経《こうていだいけい》（霊枢《れいすう》）』（霊枢と素問《そもん》の2部から成る）には、人が生まれてから死ぬまでの一生の変化のモデルが、次のように説明されています。

●10歳になると五臓《ごぞう》が発育して一定の丈夫さになる。血気《けっき》はよく働き巡《めぐ》り、走り回るようになる。

- 20歳になると、血気が盛んになりはじめ、肌の調子もよく筋肉も発達し、行動がさらに鋭敏になり、歩くのが早い。
- 30歳になると、五臓は強くなり、全身の肌や筋肉も堅固になり、血気は充《み》ちて盛んになり、歩き方は穏やかで、落ち着き払って歩くことを好むようになる。
- 40歳になると、五臓六腑《ろっぷ》のすべてが健全で、これ以上成長しない程度となり、この頃から肌が柔らかくなりはじめ、顔色のツヤがしだいに衰《おとろ》え、毛髪が白くなりはじめ、血気が安定して盛んになってそれ以上発展できない段階に到達し、精力が充分に充ちてこないので、座ることを好むようになる。
- 50歳になると、肝気《かんき》が衰えはじめ、胆汁《たんじゅう》も減少するので、目がぼんやりかすみはじめる。
- 60歳になると、心気《しんき》が衰えはじめ、いつも憂《うれ》え悲しみ、血気はすでに衰え、その働きもスムーズでなく、カラダが怠惰《たいだ》になるので、横になることを好むようになる。
- 70歳になると、脾気《ひき》が虚弱になり、皮膚は乾燥してカサカサになる。
- 80歳になると、肺気《はいき》が衰弱し、言葉をしばしば間違える。
- 90歳になると、腎気《じんき》が枯渇《こかつ》し、血気もなくなってしまう。

図１　『黄帝内経』が示す老化モデル

50歳	肝気が衰えはじめ、胆汁も減少するので、目がぼんやりかすみはじめる
60歳	心気が衰えはじめ、いつも憂え悲しみ、血気はすでに衰え、その働きもスムーズでなく、カラダが怠惰になるので、横になることを好むようになる
70歳	脾気が虚弱になり、皮膚は乾燥してカサカサになる
80歳	肺気が衰弱し、言葉をしばしば間違える
90歳	腎気が枯渇し、血気もなくなってしまう
100歳	五臓に貯蔵されていた気がすべてなくなってしまい、死んでしまう

●１００歳になると、五臓に貯蔵されていた気がすべてなくなってしまい、死んでしまう。

１００年人生の前半生は成長が続き、後半生は肝気、心気、脾気……と順に衰えていく——。人が生まれてから死ぬまでの変化のプロセスが書かれており、しかも、１００歳まで生きる前提になっているのはとても興味深いことです。

「肝気」「心気」といった言葉は、「五臓」や「気《き》・血《けつ》・水《すい》」といった東洋医学の考え方に基づいています。くわしくはのちほど説明しますが、これらはカラダだけでなく、ココロも含めて人がどう変化していくか、ということを示しています。

つまり、**『黄帝内経』が伝えているのは100年人生の〝カラダとココロの老化モデル〟**なのです（図1）。この年代にはこの部分が衰えていきますよ、という見取り図ともいえます。

人は未来のことはわかりません。50歳の自分が60歳になったときどうなっているか、60歳の自分が80歳になったときどうなっているかはわからない。たとえ90歳になっても、100歳の自分がどうなっているかはわからないのです。

でも、時代は変わっても、人間の心身のしくみは同じです。個人差はありますが、人が老いていくモデルケースを描いた『黄帝内経』は、未来の自分がどういう道を歩んでいくかを伝えてくれます。

それだけではありません。東洋医学には人間のカラダとココロの変化と対処法に関する2000年の蓄積データがあります。東洋医学そのものが、いわば〝老化の教科書〟なのです。

現代の私たちは、**東洋医学という老化の教科書に学び、健康への道しるべとして活用**することができるのです。

50代と70代という「2つの壁」……………………

『黄帝内経』の老化モデルに、現代的な視点から補足を加えるなら、**100年人生には50代と70代という2つの壁が立ちはだかっています。**

これまで医師として、大病を患《わずら》って50代で亡くなる方を診《み》ることが、少なからずありました。亡くならないまでも、この年代は女性にとっては更年期であり、男性も働き盛りでカラダに無理をかけやすく、生活習慣病が見つかったり、カラダに変調が起こって元気を失いやすいのです。

厚生労働省『2022（令和4）年簡易生命表』による死亡率の比較では、男性は、40歳では1000人あたり0・97人だった死亡者が、50歳になると2・42人と約2・5倍以上に増えます。女性は40歳のときの0・6人から、50歳で1・46人とやはり2・4倍以上に増加します。

このように、**50代あたりに一つの関門があり、**この年代をうまく乗り切ると、**次は70代に健康寿命《じゅみょう》の壁があります。**健康寿命はすでに耳慣れた言葉かと思いますが、「人が

図2　平均寿命と健康寿命の差（2019年）

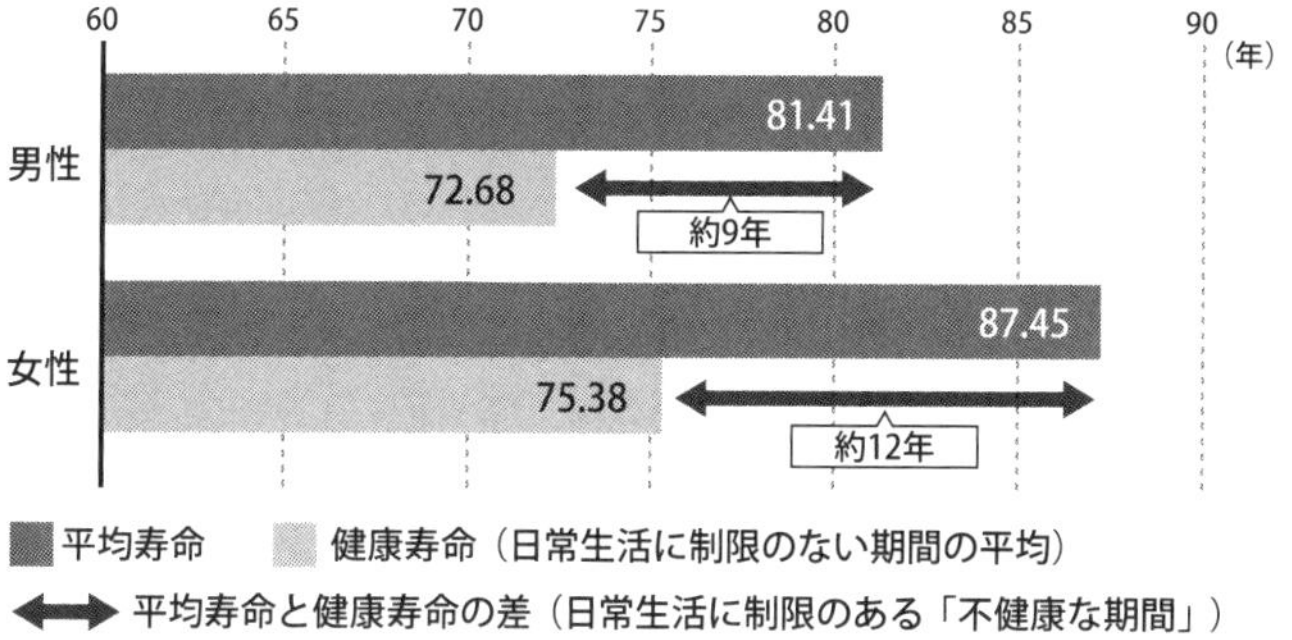

出典：厚生労働省e-ヘルスネット「平均寿命と健康寿命」

心身ともに健康で自立して活動し生活できる期間」のことです。

2001（平成13）年と2019（令和元）年の健康寿命を比較すると、男性は約69歳から73歳へ、女性は約73歳から75歳へと延びています。同時期の平均寿命についても、男性は約78歳から81歳へ、女性は約85歳から87歳へと、男女ともに長生きになっています。

しかしながら、**平均寿命と健康寿命との差は**、2001年と2019年の間で大差はなく、**男性で約9年、女性で約12年**と依然として大きい状況です（図2）。このため、健康寿命を少しでも平均寿命に近づけていくことが課題になります。

男女ともに50代と70代の2つの壁を乗り越えることが、すこやかに長生きできるためのカギになります。

もちろん、100年人生といわれるだけあって、現代では健康寿命を越えて人生を豊かに楽しんでいる方は大勢います。2つの壁を乗り越え、その先も健康でいるためにも、『黄帝内経』の老化モデルをうまく活用していく方法を述べていきます。

漢方の健康ポイント①「五臓」……………………

ここで、先の『黄帝内経』に書かれている東洋医学の考え方について、ざっとご説明しましょう。知っておくと、自分の健康状態を客観的にとらえやすくなるので、とても便利です。

「五臓《ごぞう》」とは「肝《かん》・心《しん》・脾《ひ》・肺《はい》・腎《じん》」の5つを指しています。

漢字で見るとなんとなく肝臓や心臓のことのように思われがちですが、西洋医学でいう臓器の名称とは必ずしも一致しません。西洋医学における各臓器の役割も含んではいますが、それだけではなく、**カラダとココロの働きまで含めた機能の概念**なので、西洋医学の臓器よりも広い意味でとらえています。

五臓の働きを簡単にまとめると次のようになります（図3）。

肝――肝臓の機能のほか、自律《じりつ》神経、筋肉に関わる。肝の働きが弱ると、目や爪《つめ》、筋肉に反映し、イライラなどの症状が出る。

心――心臓や血液の循環機能のほか、意識水準、覚醒《かくせい》・睡眠のリズムを調節する。心の働きが弱ると舌に反映し、精神不安や不眠などの症状が出る。

脾――消化吸収機能、日々の食事からつくる気（後天《こうてん》の気）の生成に関わる。脾の働きが弱ると、口、唇《くちびる》に反映し、食欲が低下し、疲れやすくなる。

肺――呼吸器全般や皮膚に関わる働き、新鮮な空気を吸ってつくる気（後天の気）の生成に関わる。肺の働きが弱ると、鼻、皮膚に反映し、咳《せき》や風邪《かぜ》をひきやすくなる。

腎――水分代謝《たいしゃ》、内分泌《ないぶんぴつ》機能のほか、成長・発育・生殖《せいしょく》・老化に関わる。親から受け継いで生まれながらに持っている気（先天《せんてん》の気）を貯蔵する。腎の働きが弱ると、耳、骨、髪、歯に反映し、むくみ、夜間頻尿《ひんにょう》や耳鳴りなどの症状が出る。

図3　五臓の働き（カラダとココロの機能）

五臓	働き	感情	味	働きが弱ると出る症状	六腑
肝	自律神経、筋肉、血を貯蔵、目と爪に反映	怒	酸	イライラ、筋肉痙攣、目の異常	胆
心	意識水準、覚醒、睡眠リズム調節、血を循環、舌に反映	喜	苦	精神不安、不眠、動悸	小腸
脾	消化吸収機能、気の生成、口・唇に反映	思	甘	食欲低下、胃腸虚弱、疲れやすい	胃
肺	呼吸機能、皮膚機能、気の生成、鼻・皮膚に反映	悲憂	辛	咳、風邪をひきやすい、皮膚の異常	大腸
腎	水分代謝、内分泌機能、成長・発育・生殖・老化に関与、親からの気を貯蔵、耳・骨・髪・歯に反映	恐驚	鹹	老化現象、夜間頻尿、白髪・脱毛、腰痛、むくみ、難聴	膀胱

五臓がカラダに対する働きのほか、ココロの働きにも関係すると考えられていることがよくわかりますね。それぞれの五臓は、感情や味覚などにも関係しています。

感情でいうと、肝は「怒《ど》」の感情に、心は「喜《き》」の感情に、脾は「思《し》」に、肺は「悲《ひ》・憂《ゆう》」に、腎は「恐《きょう》・驚《きょう》」に、それぞれ関わっています。

そのため、肝の働きが弱ると、「怒」、すなわちイライラの症状が出てくる、という具合になります。

よく「五臓六腑《ろっぷ》」といわれますが、「六腑」とは五臓の働きを補佐するものとさ

図4　五臓は互いに関係している

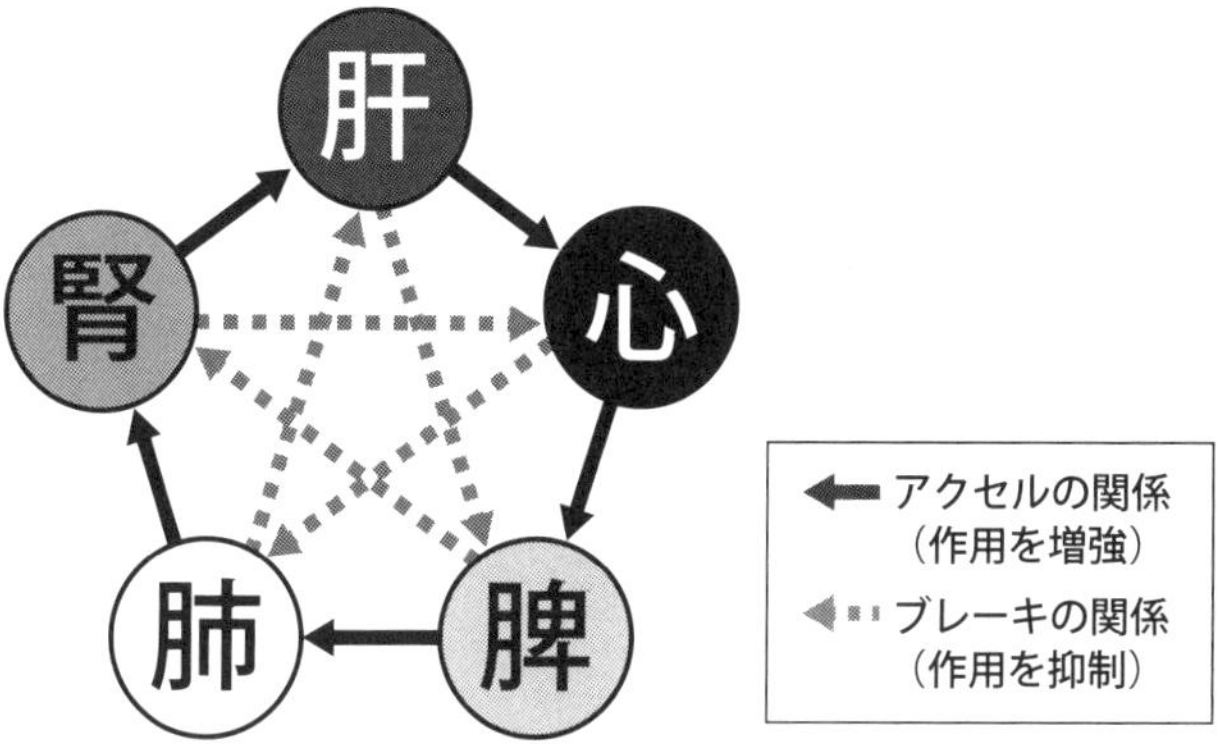

れ、「小腸《しょうちょう》・大腸《だいちょう》・胃《い》・胆《たん》・膀胱《ぼうこう》・三焦《さんしょう》」を指しています。

「三焦って何？」と思われた方もいるでしょう。これは西洋医学でいう臓器ではなく、水分代謝機能を示しています。

また、五臓は先に述べた機能のほか、**お互いに働きを強めたり（相生《そうせい》）、働きを抑制したり（相剋《そうこく》）する関係**にあります（図4）。いわば、アクセルとブレーキのような関係性なのです。

- 肝は心の働きを強め、脾の働きを抑制する
- 心は脾の働きを強め、肺の働きを抑制する
- 脾は肺の働きを強め、腎の働きを抑制する

●肺は腎の働きを強め、肝の働きを抑制する
●腎は肝の働きを強め、心の働きを抑制する

それゆえ漢方では、どこかの臓器にトラブルが起きたとき、「その部分がピンポイントで調子が悪くなっている」ととらえるのではなく、「その前後の関連や全体の中でどうなっているか」を突き止めて対処することを重視するのです。

漢方の健康ポイント②「気・血・水」……………………

漢方には「気《き》・血《けつ》・水《すい》」という重要な概念があります（図5）。

「気」とは、元気、気合い、気力、根気などの言葉に使われているように、生命活動を営む源《みなもと》となるエネルギーを指します。さらに、気持ちや気分のように、ココロの状態も含めます。

また、気には、生まれたときから備わっている「先天の気」と、日々の食事などで生み出される「後天の気」の2種類があります。

図5　気・血・水のバランスが大切

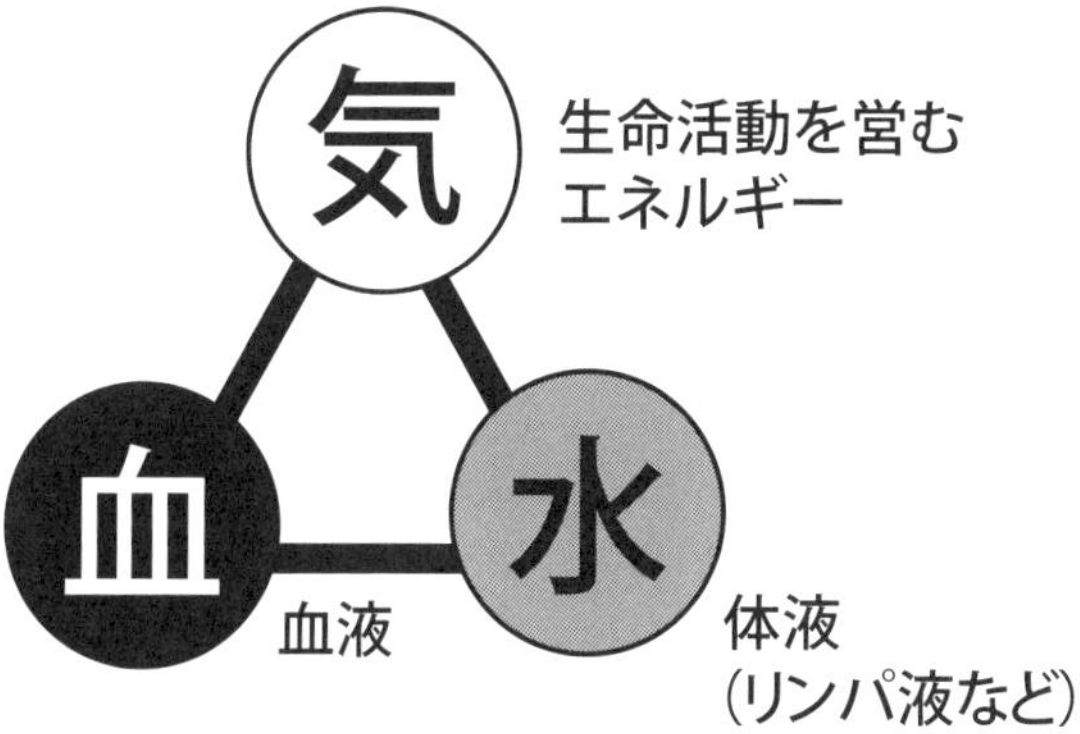

「血」は全身に栄養を運ぶもので、西洋医学でいう血液に近い概念を指し、「水」は血液以外のリンパ液や汗などの体液を意味します。

気＝生命活動を営むエネルギー。自律神経の働きに関与

血＝血液に近い概念。全身を巡って栄養を運ぶ

水＝リンパ液や汗など血液以外の体液。体を潤《うるお》し余分な水分を体外へ排出する

この気・血・水の要素も互いに影響し合っていると考え、これらが**過不足なく、またバランスよくカラダのすみずみまで巡っている状態が理想**です。

いずれか一つでも、カラダのどこかで滞《とどこお》ったり、不足したりしてバランスが崩れると、心身にさまざまな不調があらわれると考えるのです。

漢方の健康ポイント③「健康と不調」……………

漢方では、五臓（とそれを補佐する六腑）や気・血・水のバランスがとれた状態を、「中庸《ちゅうよう》」ととらえ、心身が整っている状態と考えます。それが漢方で考える「健康」です。

「検査の数値が正常＝健康」とは限りません。検査数値にはあらわれない不調も「健康ではないけれど病気未満」ととらえ、治療の対象としたものが「未病《みびょう》」です。未病という言葉はかなり知られるようになってきました。

五臓や気・血・水は、季節や環境、老化によっても影響を受けます。年とともに五臓や気・血・水の働きは自然に弱くなってきますが、弱くなったから不健康というわけではありません。**弱いなりに、五臓相互、そして気・血・水相互のバランスがとれた状態ならいい**のです。

心身の不調は、五臓や気・血・水の働きが弱くなることだけではなく、バランスが崩れることでも起こります。これはココロとカラダは一体であるという「心身一如《いちにょ》」の考えに基づいています。**ココロが乱れればカラダに不調があらわれ、カラダに不調が起こればココロも影響を受ける**のです。

「五臓の弱点チェックリスト」で自分のタイプがわかる……

先に『黄帝内経』の老化モデルで、100年人生のココロとカラダの変化を示しましたが、みなさんが気になるのは、「自分自身にもこの変化が起こっているのか」「自分はどの段階にいるのか」ということでしょう。

そこで、『黄帝内経』の老化モデルを、五臓・年代ごとの具体的な不調や症状に落とし込んだチェックリストをつくりました。

この「五臓の弱点チェックリスト」で、いまの自分にあてはまるところをチェックしてみましょう。**印がたくさんついたところが、あなた自身の五臓の弱いところを示すタイプであり、ウイークポイント**と考えられます。

五臓の弱点チェックリスト

肝気《かんき》タイプ＝50歳から衰えはじめる

【ココロ】
□気分がうつうつしやすい
□やる気がない
□新しいことに興味がわかない
□怒りっぽくなった
□いったん怒ると勢いが止まらない
□ちょっとしたことでイラッとするようになった
□気分にムラがある

【カラダ】
□カラダは疲れているのに、頭が冴《さ》えて眠れない
□目がかすみやすい

□目が疲れやすい
□気温差にカラダがついていかなくなった
□パソコンなどのキーボードの打ち間違えが増えるようになった
□首・肩・背中などの筋肉がこりやすくなった
□足がつりやすくなった
□外陰部にかゆみを感じる
↓このチェックが多かった方は「肝気」タイプです。くわしい対処法は、第4章の「肝」を補う養生生活へ。

心気《しんき》タイプ＝60歳から衰えはじめる

【ココロ】
□笑うことが少なくなった
□わくわくすることが少なくなった
□漠然《ばくぜん》とした不安を感じる
□思い込みをしやすくなった

□何事にも頑固《がんこ》になりやすい
□集中力がなくなってきた
□落ち着かない
□いろいろなことが気になる

【カラダ】
□動悸《どうき》を感じやすい
□眠りが浅い
□寝ている間に、夢をよく見る
□夜中によく目が覚める
□ちょっとした物音に敏感に反応する
□目覚ましが鳴る前に目が覚める
□暑くもないのに、汗が出やすい

↓このチェックが多かった方は「心気」タイプです。くわしい対処法は、第４章の「心」を補う養生生活へ。

脾気《ひき》タイプ ＝70歳で虚弱になる

【ココロ】

□細かいことが気になるようになった
□くよくよと思い悩みやすくなった
□つぎつぎと心配事が見つかり悩んでいる
□弱気になった
□根気がなくなってきた

【カラダ】

□すぐにお腹が一杯になって食べる量が減った
□胃もたれをしやすい
□食後に眠くなりやすい
□食欲が低下している
□疲れやすすく、すぐに横になりたくなる
□甘いものをとることが増えている
□飲み物に砂糖を入れるようになった

□下痢《げり》や便秘など、便通異常になりやすい
□脱肛《だっこう》や子宮脱《だつ》を経験したことがある
□顔のたるみが気になるようになった
↓このチェックが多かった方は「脾気」タイプです。くわしい対処法は、第4章の「脾」を補う養生生活へ。

肺気《はいき》タイプ＝80歳で衰弱する

【ココロ】
□涙もろくなった
□悲観的になりやすい
□マイナス思考になっている
□世の中のことを憂うことが多くなった
【カラダ】
□咳《せ》き込みやすくなった

□喉《のど》がいがらっぽく、咳払いをしやすい
□水を飲んでむせやすくなった
□呼吸が苦しくなることが多い
□温度差で鼻水が出やすい
□肌が荒れやすくなった
□皮膚がかゆいことが多い
□湿疹《しっしん》ができやすくなった
□風邪をひきやすくなった
□風邪が治りにくくなった
□いつも風邪気味の状態である

↓このチェックが多かった方は「肺気」タイプです。くわしい対処法は、第4章の「肺」を補う養生生活へ。

腎気《じんき》タイプ＝90歳で枯渇する

【ココロ】

□物忘れしやすい
□顔はわかるが、名前が出てこない
□恐がりになった
□がんばりが利かなくなっている

【カラダ】

□白髪が増えた
□髪の毛が細く、ボリュームが減ってきた
□テレビの音量を上げることが多くなった
□歯にまつわるトラブルが多い
□夜間尿が2回以上ある
□尿漏れをしやすい
□平らなところでつまずくことが増えた
□歩く速度が遅くなっている

□膝《ひざ》の痛みや腰痛など下半身のトラブルが多い
□重ね着をするようになっている
□下半身がむくみやすい
↓このチェックが多かった方は「腎気」タイプです。くわしい対処法は、第4章の「腎」を補う養生生活へ。

五臓のタイプごとにチェックを入れた数を、44ページの五角形のシート（図6）に書き入れ、線で結んでみましょう。自分がいま弱い臓が一目でわかります。

臓ごとに15個の設問となっていますが、おおよそ半分（7個）以上チェックが入った人は要注意。そこがいまのあなたのウイークポイントです。第4章に、タイプごとにくわしい解説と具体的な養生方法を記しましたので、ぜひ参考にしてください。

タイプが1つにならず、複数のタイプにまたがることもありますので、その場合は、いちばん数の多い臓から対処をはじめてみましょう。

図6　「五臓の弱点タイプ」がわかるシート

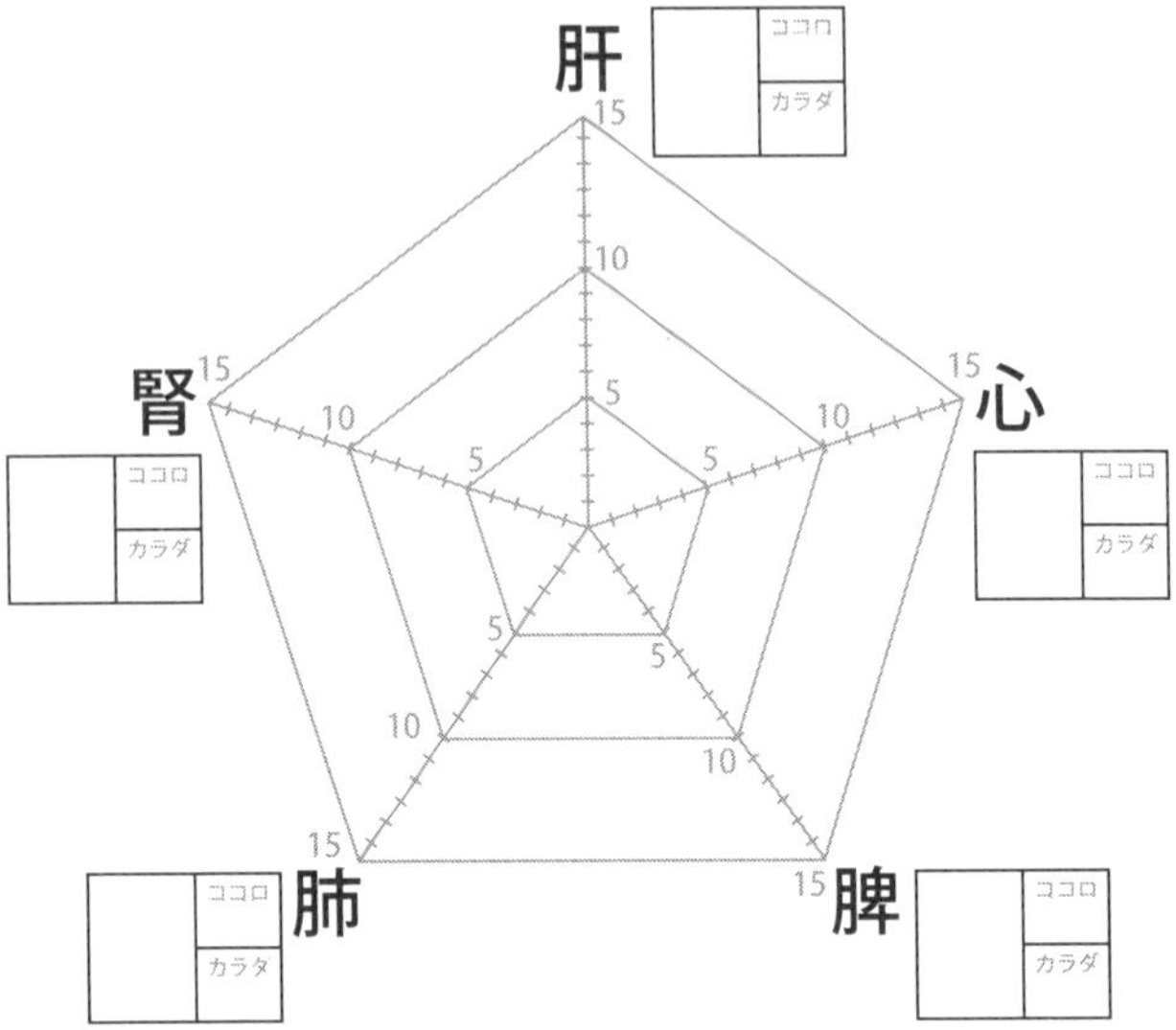

7個以上になったところが、あなたの五臓のいまの弱点です。

- 肝気タイプ＝
  第4章「肝」を補う養生生活へ
- 心気タイプ＝
  第4章「心」を補う養生生活へ
- 脾気タイプ＝
  第4章「脾」を補う養生生活へ
- 肺気タイプ＝
  第4章「肺」を補う養生生活へ
- 腎気タイプ＝
  第4章「腎」を補う養生生活へ

〈記入例〉

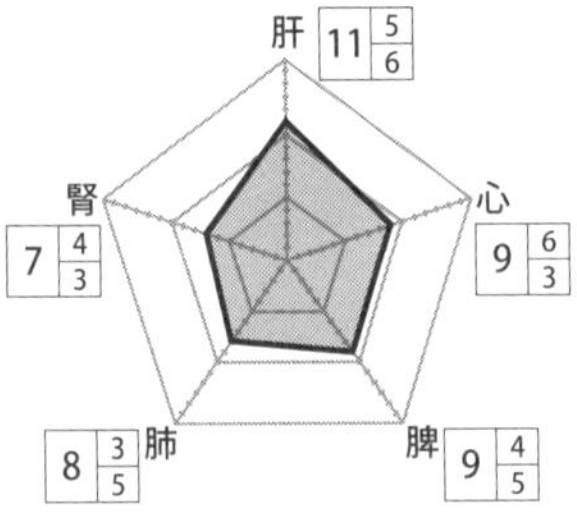

実年齢以上に老化が進んでいることも……………

「五臓の弱点チェックリスト」の結果はいかがでしたか？　自分の弱点タイプがわかると、漠然と感じていた心身の変化や不調がとらえやすくなったのではないでしょうか。

あらためて、このチェックリストの元になっている『黄帝内経』の老化モデルを、年齢面からもう少しくわしく説明しておきましょう。

50歳……肝気の衰え

肝の働きが低下して、気の巡りが悪くなってくるため、自分の感情のコントロールができなくなり、すぐにイライラしたり、興奮したり、怒りっぽくなりがちです。

この時期、とくに女性には大変化が起こります。40代から女性ホルモンの分泌《ぶんぴつ》量が徐々に減ってきて、50歳前で激減する**更年期**です。

肝は自律神経にも関わっているので、ホットフラッシュ、冷えのぼせ、動悸、めまい、不眠といった更年期の症状をさらにつらいものにしているのです。

最近は、男性ホルモンの減少による**「男性更年期」**が知られるようになりました。肝の機能が下がるのは男性も同じです。50代では、疲れが抜けない、やる気が起きない、眠れないといった症状が増えますが、肝気の衰えが拍車をかけている可能性があります。

60歳……心気の衰え

心は心臓の働きや精神活動を意味しますので、心の機能が低下すると、心電図で明らかな異常がみられない場合でも動悸や息切れなどの症状を訴え、また、物音に対して過敏に反応しやすくなります。

心は意識や覚醒の中枢《ちゅうすう》として、精神をコントロールしますので、心が衰えると**睡眠障害**をもたらします。長く眠ることができず、眠りが浅くなって中途覚醒したり、夢を見やすくなったりもします。

70歳……脾気の虚弱

脾（消化器系の機能）が衰弱《すいじゃく》してくるため、**食べる力が低下**し、食事量がこれまでよりも少なくなりがちです。下痢や便秘などの便通異常を訴える人もいます。

食べられず低栄養の状態が続くと、筋肉や骨も弱くなるので出不精《でぶしょう》になり、動かないのでさらに衰える、ますます食欲もわかなくなる、といった悪循環が起こりがちです。脳の栄養も不足するため、**頭の働きも低下し、元気が出ない**というのも後天の気をつくる脾気の虚弱から起こります。

70代になると、低栄養にならないことが大切ですが、若い頃に比べて食事量は当然減るので、食事内容は「量」ではなく、「質」を意識することがポイントになります。

80歳……肺気の衰弱

ずっと健康を保ってきた人も、肺気の衰弱が少しずつ進んでくると、風邪をひきやすく、風邪が抜けないといった変化があらわれるようになります。**咳や声がれ、痰《たん》**などが目立ってきます。肺（呼吸器系の機能）が弱ってくるからです。

年齢とともにむせ込みやすくなって、**誤嚥《ごえん》性肺炎**も起こりやすくなります。

肺も後天の気をつくる働きがあり、気は免疫《めんえき》力にも関与しているため、加齢とともに肺の働きが弱くなることで**免疫力も下がる**ので要注意です。

90歳……腎気の枯渇

親から受け継いだ先天の気を蓄《たくわ》える要《かなめ》が腎です。その腎が衰弱してくるため、骨や筋肉が弱って**転倒、骨折、骨粗しょう症**などが増えてきます。足元がおぼつかなくなってくるだけでなく、姿勢を保つのがむずかしくなり、前かがみになって呼吸も浅くなりがちです。**認知機能の低下**も起こります。

100歳……五臓の気がすべてなくなる

生命活動のエネルギーをすべて使うと、天寿を全うして世を去ることになります。いわゆる老衰《ろうすい》で、生きとし生けるものにとって自然な姿といえます。

持って生まれた「先天の気」と成長しながら獲得《かくとく》した「後天の気」、どちらもしっかり使い切るまで生きること、生き切ることが、古代中国の昔から人生の理想とされてきました。

人生100年時代といわれるいまでも、それは**「ピンピンコロリ」**という言葉で理想の最期とされています。

さて、「五臓の弱点チェックリスト」で示した年代別の症状と、自分の実年齢を比較してみて、想定年代よりも早くその症状が出ているところは、あなたの老化の進み具合も示しています。

たとえば、50代の方が「風邪をひきやすいし、なかなか治らない。肌荒れも気になる」と80歳で衰弱する「肺気タイプ」に多くチェックが入ったなら、実年齢以上に老化が進んでいる、ということです。

『黄帝内経』の老化モデルは年齢ごとの変化の目安でもありますから、**自分の老化のスピードが速いか遅いか**、という見方にも役立つのです。

心身のバランスが崩れていることも……

さらに、どのタイプにチェックが多かったかだけでなく、ココロとカラダのバランスにも注目してみてください。

「五臓の弱点チェックリスト」の設問は、ココロとカラダに分かれています。その元になっているのは、漢方の基本である「心身一如」。すなわちココロとカラダは関連しているという考え方です。ココロとカラダのバランスがとれた状態が理想です。

しかし、チェックリスト全体で、「ココロの不調のチェックは多いが、カラダの不調のチェックが少ない場合」や、逆に「ココロのチェックは少なくて、カラダのチェックが多い」といった、ココロとカラダのバランスがとれていない場合もあります。

そのような場合は、**ココロとカラダのバランスが崩れた状態にあり、ほかの不調も出やすい**といえます。本書ではそのアンバランスな状態を「心身〝不〟一如」という言葉で表現し、わかりやすく解説していきます。

ココロもカラダも、年を重ねるごとに変化していきます。後述するように、加齢にともない「心身〝不〟一如」の状態の方が増えている、というのが日々の診療現場での私の実感です。

日々の養生で100年人生をうまく生きよう……………

『黄帝内経』が示すように、100歳まですこやかに暮らして、寿命を全うするためには、それぞれの年代でウイークポイントにうまく対処していく「養生」が大切です。

養生というと、「病後の体力回復のためのケア」というイメージが強いようですが、病後に限ったものではありません。**養生とは**日々の生活の仕方であり、その中でちょっとした工夫やセルフケアをすること。わかりやすくいうなら、**生活習慣の改善**でしょう。そのノウハウが、漢方にはたくさんあるのです。

養生で生命エネルギーの源である気を補い、その働きを整えて、加齢や季節による変化に備えます。人間のカラダは変化による影響を受けやすく、その結果、不調を訴えやすくなります。変化への対応力も、年齢とともに低下していきます。

養生の基本となるのは、「食事」「睡眠」「運動」「感情コントロール」の4つ。いずれも日々の生活の中でできるものばかりです。

日々の生活の中で、加齢にともない生じてくる**アンバランスに気づいたら、早めに養生する**意識を持っておきたいものです。そのためにも、ときどき「五臓の弱点チェックリスト」で不調やアンバランスなどをチェックし、いまの自分の状態を知っておくとよいでしょう。

また、養生は生活の仕方と述べました。生活を、そのときどきの自分に合ったやり方に変えるということです。

ということは、未病のときだけでなく、**病気になってからもそのときどきの自分に合った養生があるということです。**

「病を得ても、自分なりの健康増進を目指す」スタンスで、１００年人生をうまく歩んでいきましょう。

第2章

カラダとココロの変化とともに生きる

「女は7年、男は8年」サイクルで変化する……………

人間は機械とは違うので、悪くなったら部品交換すればいい、というわけにはいきません。調子が悪くなったところをメンテナンスしながら、うまく使いつづけていくことが大切です。機械であっても何十年もたてば不具合が出ますから、それに合わせたメンテナンスが必要です。

でも、ときどき、私の診《み》ている患者さんの中に、自分のカラダが変化していくイメージのない方がいます。さすがに60代、70代になって自分のカラダが20代と同じだと思っている人はいませんが、なんとなく「40代、50代くらいのカラダからずっと変わらないはず」と考えている人は少なくありません。

「自分のカラダは変わらない」と、なんとなく思っている患者さんに、私はよく「2000年前から女性のカラダのピークは28歳ですよ」とお話しします。

図7上のグラフは、女性の年齢と女性ホルモンの分泌《ぶんぴつ》量などを表す「腎《じん》」の変化を示したものです。これによると28歳あたりでピークを迎え、その後はだんだん下がってい

きます。

みなさんの中には**「女性のカラダは7年サイクルで変化する」**と聞いたことのある方も多いのではないでしょうか。

グラフには初潮から閉経までの、女性のカラダにおける7年ごとの節目を挙げましたが、『黄帝内経《こうていだいけい》（素問《そもん》）』では次のように記されています。

「女性は7歳にて、腎気《じんき》盛んになり、歯が生えかわり、毛髪が伸びる。14歳になると、月経が始まり妊娠が可能になる。21歳になると、腎気が充実し、智歯《ちし》（親知らず）が生えそろい、身長も伸びきる。28歳になると、筋骨がたくましくなり、毛髪も最も長く、身体は盛壮《せいそう》となる。35歳になると、陽明《ようめい》の脈《みゃく》が衰え、顔がやつれはじめ、脱毛が始まる。42歳になると、三陽《さんよう》の脈が衰え、顔のやつれは広がり、白髪が生えはじめる。49歳になると、閉経し子どもができなくなる」

これは現代でもほぼ当てはまります（栄養状態がよくなったおかげで、初潮の時期こそ少し早くなりましたが）。**年齢とともにカラダは変化すること、そして女性の場合、**

ピークは28歳であることは２０００年前から同じ。これは世の中がどんなに変わっても、医学がいくら進歩しても変わらない事実です。

ちなみに**男性の場合**は、図７下のグラフに示したとおり、**８年サイクルでカラダの節目を迎えます。**同じく『黄帝内経（素問）』には、次のように記されています。

「男性は８歳になると、腎気が充実しはじめ、毛髪は長くなり、歯が生えかわる。16歳になると、腎気が旺盛になり、精気が充密して射精することができ、男女和合《わごう》して子をつくることができる。24歳になると、腎気は充実し、筋骨はしっかりし、智歯が成長し、身体も伸びて最も盛んになる。32歳になると、筋肉が強壮となり、肌肉が豊かで逞《たくま》しくなる。40歳になると、腎気が衰えだし、頭髪は抜け、歯は痩《や》せて艶《つや》がなくなる。48歳になると、陽気が上部で衰え、顔面がやつれ、髪ともみあげはごましおになる。56歳になると、肝気《かんき》が衰え、筋脈《きんみゃく》の活動が自由でなくなり、精気も少なく、腎気が衰え、肉体疲労が極まる。64歳になると、歯は抜け、頭髪も落ちる」

図7 「女性は7年、男性は8年」サイクルでカラダが変化する

女性のカラダの変化は7年サイクル

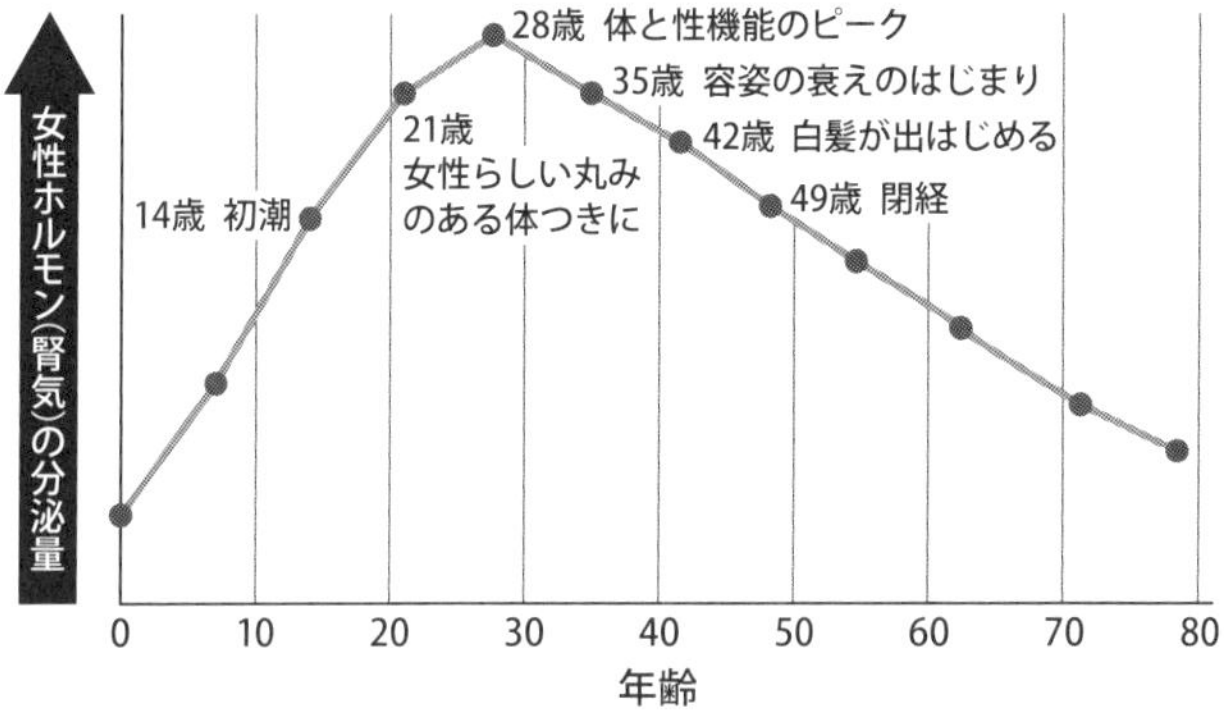

男性のカラダの変化は8年サイクル

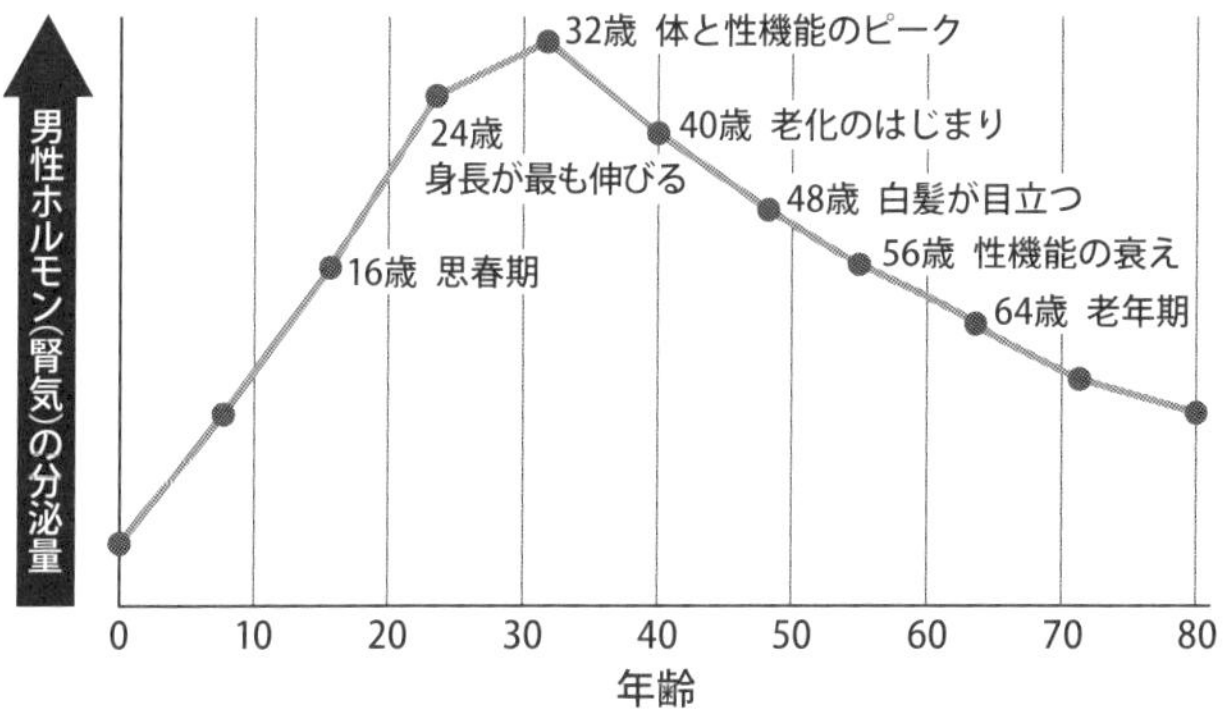

やはり男性ホルモンの分泌量の変化とともに、カラダは変化していきます。

男性の場合、女性の閉経にあたる明確な変化はないので気づかない人も多いのですが、先にも触れたとおり、近年は男性更年期として知られています。

疲労感や倦怠感《けんたい》、性欲低下、イライラ、不眠、肩こり、気力の衰えといった症状を訴えた方が、**男性ホルモンが顕著《けんちょ》に低下した男性更年期**だったという場合があります。

古代中国では男性ホルモンの存在は知られていませんが、50代後半の衰えは2000年も前から知られており、男性更年期の概念があったことに驚きます。

こうした**更年期をへて、男女の性差は縮まり、やがて両性はあまり違いがなくなっていきます。**女性でもヒゲが生えてくる人もいるし、男性では筋肉が衰えて、丸みをおびたカラダになったり、冷えを訴える人もいます。
なお、『黄帝内経（素問）』には、女性は7歳から49歳まで、男性は8歳から64歳までの成長と老化について記載されています。その後の変化については、第1章で紹介した『黄帝内経（霊枢《れいすう》）』において、10歳ごとに100歳まで男女一緒にして記述されています。

老化にある2つの流れ――「陽から陰へ」「実から虚へ」……

そもそも「老化」という状態を、漢方ではどうとらえているのでしょうか。私は、2つの流れがあると解釈しています（図8）。

まず一つは、「陽《よう》から陰《いん》へ」の流れ。古代の中国では、万物《ばんぶつ》を「陰」と「陽」の2つに分けて、さまざまな現象をとらえてきました。この陰陽《いんよう》論は医学にも用いられ、漢方では、カラダ全体、またはカラダの一部の新陳代謝《しんちんたいしゃ》が低下した状態を陰、一方、新陳代謝が活発におこなわれている状態を陽と考えています。

老化をこの陰陽論で説明してみると、**加齢によって、カラダは熱を発することができる陽の状態から、冷えて寒さに弱くなる陰の状態に向かう**ことだといえます。

そしてもう一つが、「実《じつ》から虚《きょ》へ」の流れです。一般的に、「実」は「体質が筋肉質でがっちり、積極的で疲れにくい、胃腸が丈夫」な状態を指し、「虚」は「痩せ型や水太り、消極的で疲れやすい、胃腸が弱い」状態をいいます。

これは、**加齢によって、体質が実の傾向から、体力がなくなり風邪をひきやすくなる**

図8　漢方で見る「老化」の２つの流れ

陽から陰へ

陽＝カラダの新陳代謝が活発におこなわれている状態
陰＝カラダの新陳代謝が低下している状態

実から虚へ

実＝体質が筋肉質でがっちり。積極的で疲れにくい
虚＝痩せ型や水太り。消極的で疲れやすい

加齢にともない、各臓器の機能（胃腸、呼吸、腎機能など）も「実から虚へ」と変化する

などの虚の状態に変化していくことを、老化ととらえる考え方です。虚という漢字は、「虚弱」にも使われていますね。

虚弱とは、いろいろな変化に対して影響を受けやすい状態ともいえます。疲れやすく頻繁《ひんぱん》に風邪をひくのは、気温や環境変化などの影響を受けているとも考えられます。

虚弱については古代中国の時代から研究されており、「気虚《ききょ》（「気」が虚＝不足すること）」や「血虚《けっきょ》（「血《けつ》」が虚になること）」によるさまざまな症状が中国古典に記載されています。

「気・血・水《すい》」や「五臓《ごぞう》」も、加齢によって「実から虚」へ変化するのです。

この「陽から陰へ」と「実から虚へ」という老化の2つの流れの背景には、
①カラダの臓器そのものの機能が衰えること
②それぞれの調整力が低下すること
という2つの要因が関わっています。

もし「以前よりも食が細くなった」「季節や温度の変化にカラダがついていかない」などと感じているなら、五臓の機能や調整力が変化してきている可能性があります。

「年をとる」とは「陰や虚になる」こと……………………

人間はだれしも、年齢を重ねるごとに「陽から陰へ」「実から虚へ」という2つの流れが進んでいきます。先にも触れたように、一般的に男女とも20代後半から30代前半にかけて体のピークを迎え、陽と実もピークになります。その後、女性は30代後半から、男性は少し遅れて、「陽から陰へ」「実から虚へ」の過渡期となります。

この時期は、新陳代謝が以前よりも活発でなくなってくるので、「虚弱とまではいかないけれども、絶好調でもない状態」になります。更年期を前にした「プレ更年期」ともいえる時期です。

そこから約10年後、40代後半から50代に訪れる**更年期をへて、さらに陰や虚の状態へと向かっていくのが自然な移ろい**です。

中国の医書で三大古典の一つである『金匱要略《きんきようりゃく》』には、「女性は虚になることで非常に冷えて、その冷えがカラダの中に積もり、気が滞り、いろいろな病気が起きる」と記されており、とくに**女性の場合は虚と陰がセットになって病気にかかりやすくなる**ので注意が必要です。


「虚・実」でいえば、虚よりも実の方が健康で理想的に思われるかもしれませんね。虚の状態は「虚弱」とか「消極的」といったマイナスのイメージでとらえられやすいのですが、そうとばかりはいえません。

実タイプの人は体力があって無理が利くだけに、自分の体力を過信しやすく、体が動くままに働いて、突然バタッと倒れてしまうことがあります。一方、虚タイプの人は、日頃から不調になりやすいのですが、無理ができないだけにちょっとした不調にも対応することで、細く長く寿命を保つ人も少なくありません。

実にしても虚にしても、いちばん大切なのは**「自分のカラダの状態を把握している」**ことです。

年齢とともに虚となることも、マイナスばかりではないので、カラダとココロの状態にあった養生が年を重ねていくために重要になってきます。

「太りやすくて痩せにくい」から「太りたくても痩せてしまう」へ

太り気味であれば「メタボリック・シンドローム（内臓脂肪《しぼう》症候群）」、通称「メタボ」も気になるところです。

メタボとは「腹部肥満《ひまん》（内臓脂肪型肥満）があり、さらに高血糖、高血圧、脂質《ししつ》異常症のうち2つ以上が重なっている状態のことで、放っておくと動脈硬化が進んで、心筋梗塞《こうそく》や脳梗塞といった病気のリスクが高くなります。

中高年期は健康診断や人間ドックなどで、血糖値や血圧、コレステロール値などが「ひっかかる」ケースが増えてきます。みなさんの中にも、こうした異常を指摘されて、食事や運動について指導されたとか、薬を飲んでいるという方もいるのではないでしょうか。

もちろん、高血糖や高血圧、脂質異常症は治さなくてはいけません。ただ、「こうした数値にあらわれた異常を治せば、もう安心」というわけではないことを、心に留めておいてください。健診などで要注意とされた裏側では、**自分のカラダの変化が進みつつあり、数値異常はそのサイン**としてとらえましょう。


「食べる量は以前と変わらないのに、太りやすくなった」

「一食抜くと以前は体重が落ちていたのに、いまは変化がない」

こんな風に感じている人もいるかもしれません。これは、加齢によって**「太りやすくて痩せにくい」カラダに変化**するからです。

中高年になると基礎代謝（安静にしていても消費されるエネルギー）が低くなってくるため、若いときと同じような食事をしているとカロリーオーバーになり、余った分は脂肪となってカラダに蓄積していきます。

内臓脂肪が増えて脂肪細胞が肥大・増殖《ぞうしょく》すると、脂肪細胞から分泌されるアディポサイトカインの分泌や感受性の異常が起こり、これが肥満症やメタボリック・シンドロームへとつながっていくのです。

女性も男性も、基礎代謝が変化する大きな要因は、性ホルモンの分泌が減少することなので、ピークの頃のカラダとは変わってきます。

……と、ここまでは西洋医学的な説明ですが、先に説明したとおり、漢方では加齢とは長期的にカラダが「陽から陰へ」と移り変わっていくプロセスととらえます。

加齢によって「カラダが陰になっていく」ために、冷えやすくなり、基礎代謝が低くなって、摂取したエネルギーがうまく消費されずに余分な脂肪が体内に溜まっていくと考えます。

別の言い方をすると、五臓のうちの腎（泌尿器《ひにょうき》系や内分泌系に関わり、カラダ全体を温める作用がある）が、加齢とともに自然と虚になる（働きが衰える）ために、水分代謝が低下したり、基礎代謝が低くなって老廃物を溜め込み、脂肪が体内に滞るようになります。

これを私は「腎虚《じんきょ》太り」と呼んでおり、**加齢による「老化太り」**と考えていいでしょう。

また、女性の場合は、閉経後は血圧が上がる方が多いものです。「私はずっと血圧100くらいだったんです。でも最近は120くらいあるんです」と心配する患者さんもいますが、やはりこれも加齢にともなう変化です。

そして、**その年齢を過ぎると、今度は「太りたくても痩せてしまう」**、いわゆる「フレイル」の時期が訪れます（第5章参照）。

カラダだけでなくココロも老化する……………………

加齢によって変化するのはカラダだけではありません。ココロにも老化は起こります。平たくいえば、**さまざまな変化や出来事に対して、ココロのキャパ、余力が少なくなる**のです。

カラダも若くてエネルギーにあふれている頃は、疲れても少し休めばすぐに回復しますが、年とともに余力がなくなるため、疲れやすく回復しにくくなります。

同様に、ココロにも余力がなくなると、**精神的に動揺しやすくなったり、新しいことを受け入れにくくなったりします。**

また、漢方ではココロとカラダは切り離せない、という「心身一如《いちにょ》」の考え方を基本にしています。ココロとカラダのバランスがとれている状態です。

しかしながら、年齢とともに、ココロとカラダの両方が虚した「心身一如」の状態だけでなく、ココロは元気だがカラダが虚した状態や、逆に、カラダは元気だがココロが虚した状態の、**アンバランスな「心身"不"一如」**が目立つようになります。

年とともに人間は大人らしく、落ち着いてくるものと考えられていますが、男女ともカラダのピークは30歳前後であるため、実際には年を重ねることで、いわゆる「子ども返り」のように、カラダの機能が弱くなってきます。

精神的な面でも例外ではなく、子どものときの疳《かん》の虫のように、感情のコントロールができなくなり、すぐにイライラしたり、興奮したり、怒りっぽくなってしまう「キレる高齢者」と呼ばれるような人も出てきます。

漢方では、こうしたイライラの原因の一つとして、自律《じりつ》神経の働きと関係のある「肝《かん》」の機能がうまく働かなくなって、気（エネルギー）の巡《めぐ》りが悪くなっていると考えます。

イライラやキレることでストレスを発散しているようにみえても、じつは、それらはエネルギーである気を消耗していることにほかなりません。第3章で解説しますが、加齢によって気は少なくなっていきます。その気を、イライラでさらに無駄使いしてしまっている……これはぜひ知っておいていただきたいと思います。

気とは生命のエネルギーそのものなので、無駄使いによって老化を促進し、寿命の短縮をもたらすおそれがあります。

また、年を重ねると、こうしたイライラのほか、うつうつして何も楽しめなくなるといった精神的な症状もよくみられますが、これは気の働きを整える対策をするのが効果的です。

加齢とともにエネルギーである**気が小さくなっても、「心身一如」の状態を保っていることが大切**です。

「心身〝不〟一如」になってしまうと、みずから老化を早めてしまうおそれがあります。ちょっと心身のバランスが崩れている、と感じた人は、第3章の養生6「『心身〝不〟一如』タイプは生活を見直す」を実践《じっせん》してみてください。

変わっていく自分を許してあげる

カラダとココロの両方をケアするためには、生活面では、仕事や家事も「自分の八分目」をモットーに、マイペースの心がけができるといいですね。

これまでの自分や他人と比較することで、ついつい気持ちが先走ってがんばりすぎてしまい、その結果、疲れすぎてしまって、体調を崩してしまうことがあります。ついがんばりすぎて自分からストレスを招いてしまわないよう、まずは毎日の生活に「カラダとココロのゆとり」を持つように心がけましょう。

人間は、「自分のいちばんいい頃のイメージ」を持ちがちです。だからといって、体力が充実していた頃のイメージのまま、同じ生活習慣を続けていると、体調は確実に崩れてしまいます。

大切なのは、**自分のカラダに対する感覚や見方を変える**ことです。そうでないと、いつまでも「治らない」「元に戻らない」と不満を持ちつづけて、いろいろな病院に通って、薬をもらうような日々になってしまいます。

漢方では「**変化するのが自然である**」と考えます。季節によっても変わるし、朝と夜とでも変わる。もちろん加齢によっても変わります。

カラダは究極の生身《なまみ》です。あまり自分に厳しくムチ打つようにカラダに命令を出しつづけると、カラダも限界に達し、ココロの言うことを聞かず、命令にそっぽをむいてしまうようになります。そうすると、ココロとカラダが不一致の「心身〝不〟一如」の状態になってしまいます。

このため、「カラダもよくがんばっている」と自分自身を褒めて、変わっていく自分を許してあげることも必要です。

弱くなる方向へ変化するのは自然なこと。大切なのは、その**変化をできるだけなだらかにする**ことです。

私が診ている患者さんで、山登りの好きな80代の女性がいらっしゃいます。「少しずつ自分でできる範囲が少なくなってきた」とおっしゃっていますが、最近も一人で長野県の上高地《かみこうち》へハイキングに行ってきたそうです。

カラダの変化を受け入れ、登山にこだわらず自分ができる範囲に順応させて、できることを続けていく姿勢がすばらしいと思います。

持病があっても、弱くなっても「健康」……………

かつては「70代までは努力次第でなんとか寿命を保てる。それ以上に長く生きられるかどうかは遺伝子で決まる」と考えられていました。80代、90代と長寿な人は、遺伝子のエリートだとされてきたのですが、現代ではこの説はアップデートされています。

つまり「寿命の長短は遺伝子だけでは決まらない。**早め早めに対処することで、多少の病気を持っていても長生きできる**」と、考えられるようになっています。

長寿の人は、病気ひとつない、というわけではありません。年齢を重ねると、多かれ少なかれカラダやココロに不具合は出てくるものです。

でも、その不具合に早めに対処する。あるいは不具合が出る前、ちょっとした不調の段階でこまめに対応することで、ある程度の病気を持ちながらもやっていける、ということでしょう。

これは80代、90代の人が増えていることからも推察されますし、私自身、患者さんを診ていて実感します。

たとえばがんを患《わずら》い、治療を通じて闘いながらも、食習慣に気をつけたり漢方薬を飲んだりしながら、うまく共存している方は少なくないのです。中高年層でも、がんの治療をしながら、仕事を続けたり社会活動をしている方々が多くなりました。

「病気ひとつないカラダでないと健康とはいえない」という完璧《かんぺき》主義や「病気があったら病人」というこれまでのイメージを改めましょう。

さらにいえば、**気のエネルギーが加齢とともに小さくなっていっても、**ココロとカラダのバランスがとれた**「心身一如」なら、漢方では年齢相応の「健康」な状態**ととらえます。「年をとって体力が落ちた。もう健康とはいえない」と嘆《なげ》くことはありません。

人生100年時代では、何も患ったことがない人はほとんどいないといってよいかと思います。**病気があっても、体力が落ちても、自分に合った形で毎日の暮らしを楽しみ、長生きすることができる**のです。

「部分」ではなく「全体」のバランスで考える……………

現代の高度に進歩した医学では、70歳や80歳の人にも、心臓手術など侵襲《しんしゅう》が高い（身体への負荷が高い）手術がおこなえるようになりました。高齢でがんを抱えた患者さんに対しても、手術や抗がん剤の治療などが可能になっています。

とはいえ、カラダには大きな負担ですから、**手術などの治療が成功しても、術後や抗がん剤の治療で体力が低下してしまうことも**あります。

高度な医療技術で治療効果が上がっているからこそ、加齢とともに衰えている臓器とのバランスを考慮して、カラダ全体のバランスを考えることが大切です。

西洋医学は遺伝子レベルまで細かく分析し、各自の病態に合った治療をするのに対し、**漢方医学（東洋医学）は各自の心身全体のバランスを整える治療**をします。

一見、西洋医学の細分化と漢方医学の全体のバランスとでは、正反対の治療のようにみえますが、病気を治すという目的は同じです。アプローチは違いますが、患者一人一人に最適な治療をおこなうという、行き着く先のゴールは、西洋医学も漢方医学も一緒なのです。

カラダのアンバランスは漢方で整える……………

いわずもがなのことですが、医療のすべてが漢方で代替できるわけではありません。私も、高血圧の患者さんには西洋医学の降圧剤を出していますし、糖尿病や脂質異常症に対しても、西洋医学の薬を使います。ただ、こうした薬を飲んでいても、あまり効果のあらわれない患者さんがいます。

西洋医学の薬はそれぞれの病気を引き起こしている特定のメカニズムをターゲットに、ピンポイントで作用するのですが、これは自律神経も含めて患者さんのカラダがきちんと機能していることが前提になっています。

西洋医学の標準治療の効果がとぼしい場合は、患者さんに血行不良による冷えや、胃腸虚弱などの虚弱体質があったり、自律神経の働きが乱れていることも多いのです。

そのような場合には、**漢方治療で冷えや胃腸症状を改善したり、自律神経の働きを整**

えると、西洋薬の治療効果が上がります。

また、西洋医学の現場でも、術後の体力低下などに漢方薬を処方して回復をサポートする医師が増えています。

高齢になると「心臓だけが悪い」「腎臓だけが悪い」など、どこか一ヵ所だけが悪いという患者さんはいない、と断言してもいいでしょう。

昭和の有名な漢方医は「老人はひびが入った茶碗のようなものだ」と言ったとされています。どこか一ヵ所に負担がかかれば壊れてしまうけれども、大切に扱えば長く使える、という意味です。

最近はひびが入ったり欠けた茶碗を、漆《うるし》や金を使って修復する「金継《つ》ぎ」が人気と聞きます。愛着のあるお気に入りの器《うつわ》も、手をかければ長く付き合える。カラダも同じです。

高齢になれば、大きな病気などなくてもカラダ全体が弱くなっているから、無理をすれば倒れてしまう。ひびの入った茶碗のように、ケアをしながらていねいに扱い、養生すれば、まだまだ長生きできます。

ていねいなカラダのケアをおこなうのに、漢方の果たす役割は大きいといえます。

目指すのは「ポジティブ・エイジング」……………………

女性であれ男性であれ、カラダはピークの時期から少しずつ変化していきます。加齢は自然現象ですから、だれもが一年ごとに年齢を重ねていきます。時計の針を逆戻りさせることはできません。

外見、体重から血圧など検査数値まで、年齢とともに変化してくるのは当然なので、大切なのは、先に述べたように、「カラダもよくがんばっている」と自分自身を褒めて、変わっていく自分を許してあげることです。その感覚を持つことが、私の提唱する「ポジティブ・エイジング」の第一歩になります。

「ポジティブ・エイジング」とは私の造語ですが、**年齢を重ねることに対して否定的にならず、肯定的、前向き（ポジティブ）に対処していこう、という発想の転換のすすめ**です。

すこやかに年を重ねていくこと——つまり、加齢にともなう老化のスピードを遅くし、程度を軽くして、時計の針を戻すのではなく積極的に遅らせることで、寿命を全《まっと》うできることを目指しています。

私が最初に「加齢によるカラダの変化を、漢方医学でうまく乗り切りましょう」という提案をした本、『漢方の知恵でポジティブ・エイジング』（ＮＨＫ出版）を書いたのは２００８年です。

その当時は、まだ健康と要介護状態の間の状態である「フレイル」という言葉はありませんでしたが、私が呼びかけたかったのは、まさしくこの過渡的な段階を遠ざけたり、遅らせたりすることでした。

ポジティブ・エイジングは、別の言い方をすると、みなさんが**持って生まれた「健康力」を、無駄に使わず、加齢とともにパワーダウンしないようにすること、**とも説明できます。

じつは、中国で紀元前２４０年頃に書かれた『呂氏春秋《りょししゅんじゅう》』という書物の中に、似た記述がありました。

「長生きということは、本来短い寿命を長くするということではない。本来そなわっているところの生命を十分に発揮させる、すなわち天寿を全うすることである」

ポジティブ・エイジングを実践していくにあたっては、自分の体質やライフスタイルを見直し、心身一如の基本に立ち、加齢にともなうカラダとココロのアンバランスを整えようと積極的になることが大切です。

それによって、老化の速度をゆるやかにし、毎日をいきいきと暮らしましょう。

第3章

60歳からのポジティブ養生論

養生1 「エネルギーボール」を長持ちさせる……………

前章の最後に触れた「ポジティブ・エイジング」は、年齢を重ねることに対して否定的にならず、肯定的、前向き（ポジティブ）に対処していこう、と発想の転換をすすめる考え方です。従来のカラダとココロとの向き合い方を一新して、新たな意識、健康観で向き合うことが大切です。

そうすることで、老化の速度を遅くし、程度を軽くし、すこやかに寿命を全《まっと》うすることが可能となります。

そこで重要な役割を果たすのが、生命の根源的なエネルギーである「気《き》」です。

江戸時代の温泉治療の先駆けの漢方医である後藤艮山《ごとうこんざん》は、「気の鬱滞《うったい》によって病《やまい》が生じる」と述べています。

また、江戸時代の有名な儒学者《じゅがくしゃ》である貝原益軒《かいばらえきけん》の『養生訓《ようじょうくん》』には、「百病はみな気から生じるのである。病とは気を病むことである。したがって養生の道は気を調《ととの》えることにある」と記載されています。

貝原益軒は、寿命が50歳といわれた当時に、84歳まで生存し、亡くなる前年に『養生訓』を出版したといわれています。

養生に励むことで、持病がある人なら病気の回復を早めたり、病気の程度を軽くしたりといった恩恵が大きく、**老いを遅らせて天寿を全うすることができる**のです。

養生の大切さは、江戸時代から認識されています。たとえば、先述した後藤良山は、治療の前に養生指導をすることが自分の責務であると述べています。

また、貝原益軒は、養生をちゃんとすることで病気予防になるので、漢方薬や鍼灸《しんきゅう》治療をするのはやむをえない下策《げさく》（下手な手段）であると説明しています。

加齢とともに小さくなるエネルギーボール

私は「気」を「エネルギーボール」と名づけて説明しています。そして、**生まれたときに持っているエネルギーの大きさは、人それぞれに異なっている**のです（図9）。

大きなエネルギーボールを持って生まれてきた人は、小さな頃から体力があって活発に動き回り、やがて疲れ知らずでバリバリと仕事をする若者へと育っていきます。一方、小さなエネルギーボールで生まれてきた人は、幼少の頃から病気がちだったり、華奢《きゃしゃ》で疲れやすかったりというタイプです。

どんなボールの大きさで生まれてきたとしても、**加齢とともにボールは小さくなっていきます**。再び大きくなることはありません。

それが**「先天《せんてん》の気」**です。年齢を重ねるとともにエネルギーは減少して、減ることはあっても増えることがないのが特徴です。いわば、充電のできない電池のようなもの。無駄使いは禁物です。

「先天の気」は、加齢とともに減っていくだけではなく、生活習慣の乱れやストレスによっても消耗するので、くれぐれも浪費しないよう気をつけなくてはいけません。

通常、日常生活は連続しているので、なかなか日常の中で自分のエネルギーボールが小さくなっていくのを実感することはむずかしいかと思います。

しかし、だれでも誕生日を迎えれば1歳年を重ねているので、1年前の自分といまの自分とを比べると、程度の差はありますが、着実にエネルギーボールは小さくなります。

図9　気はエネルギー・ボールとしてイメージ

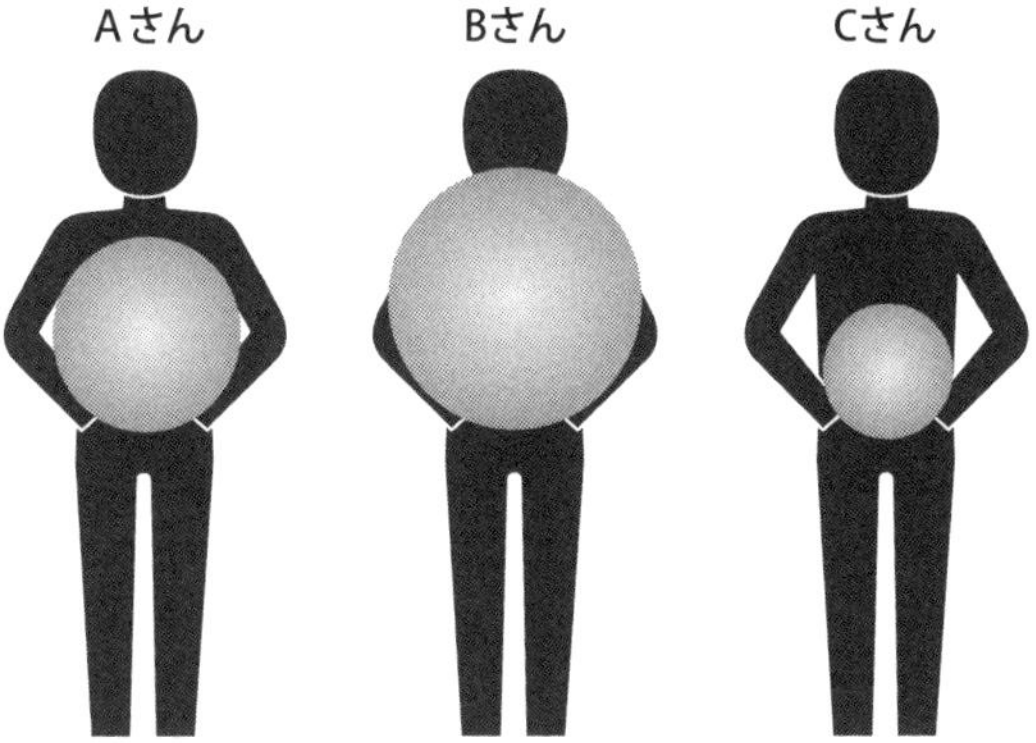

エネルギーボールの大きさは人それぞれ

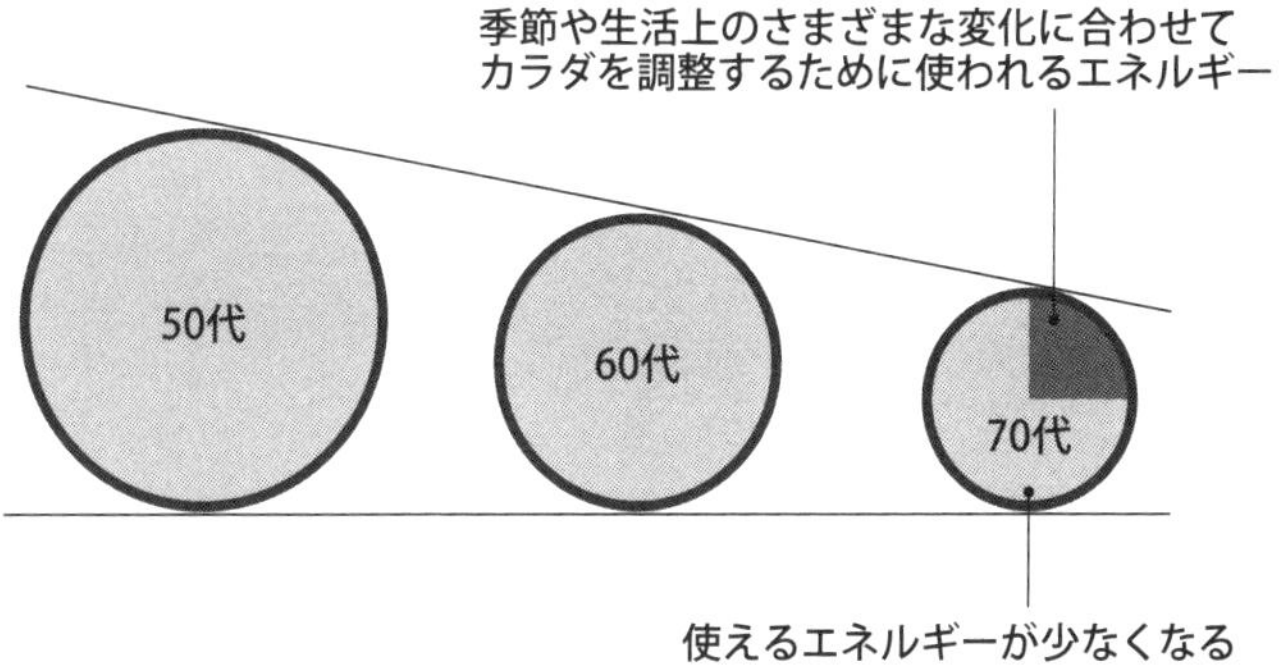

エネルギーボールは年齢とともに小さくなっていく

◉気の無駄使いを避ける

「若い頃は、いろいろ無茶をしたし無理もした。それでも平気だった」という方は、大きなエネルギーボール、つまり「先天の気」を多めに持って生まれたのでしょう。でも、「先天の気」を蓄《たくわ》える「腎《じん》」の働きのピークは男性が32歳、女性が28歳です。50歳や60歳になってもそんな生活を続けていたら、さほど遠くない将来、エネルギーは枯渇《こかつ》してしまうでしょう。

腎のエネルギーは、**ピーク以後はいかに無駄に減らさないようにするか、**ということがポイントになります。とくに、夜更かしや過労などの生活習慣の乱れは、腎気《じんき》の消耗につながります。

また、60歳からはただでさえ気が小さくなっているので、「いまやらなくていいこと」や「いま考えなくてよいこと」など、よけいなことにエネルギーを費やすと、本当に必要なことにエネルギーが回らなくなってしまいます。

そのためには、**意識して無駄な気を使わない**こと、すなわち、「気の選択と集中」が大切になります。

さらに、「先天の気」の減少を補うには、**「後天《こうてん》の気」の働きを高める**ことです。「後天の気」は消化器系の働きの「脾《ひ》」と呼吸器系の働きの「肺《はい》」によってつくられるので、食養生をはじめ、風邪をひかないようにすることも気の温存につながります。

養生2 気のエネルギーを上手にやりくりする…………

だれしもが誕生日を迎えればエネルギーボールは小さくなっていきますが、その小さくなっていくエネルギーボールをうまく活用して、はつらつとした毎日を過ごしたいものです。

そのためにも、60代からはとりわけ**使った分の気はすみやかに補充する、**すなわち、「気の支出と収入（気の収支バランス）」に着目した養生が大切になります。

家計も収支のバランスをうまく図らないと、すぐお金が底をついてしまいます。それと同じで、気も収支バランスをうまくとらないと、あっという間に底をついてしまいかねません。「気の収支バランス」は平たくいえば、**気のエネルギーを上手にやりくりする**ということ。うまくイメージできるでしょうか。

◉養生の大原則は「食事・睡眠・運動・感情コントロール」

ポジティブ・エイジングのためには、気を使ったら補い、そして巡《めぐ》らせる、といった気の管理を意識した養生が基本です。気は補うだけではダメで、巡らせることも大切。気の収支バランスを整える養生の大原則は「食事」「睡眠」「運動」「感情コントロール」です。

気を補うのは食事と睡眠であり、補った気を巡らせるのが運動、そして気の働きを整えるのが感情です。まずはこれをつねに意識していきましょう。

●気を補う＝食事と睡眠
●気を巡らせる＝運動
●気の働きを整える＝感情

しかし、60代からは、気の補い方や巡らせ方を50代までと同じようにしていると、かえって気の消耗につながってしまうことがあるので要注意です。**そのときどきの自分の**

状態に合った気の補い方や巡らせ方をおこなうことがポジティブ・エイジングにつながります。養生の仕方も、年齢とともに変化する、ということですね。

◉気は日々減りつづけている

「気を使う」という言葉は、普段の生活でもよく使います。漢方でいう「気を使う」とは、体力的なエネルギーの消耗だけでなく、気持ちの疲弊《ひへい》も含まれます。

そもそも、日々の生活を営《いとな》むこと自体が気を使うことにほかなりません。**特別なことをしなくても、私たちの気は日々減りつづけている**のです。

さらに、季節の変化や日々の気温差に適応するにも、無意識のうちにカラダのエネルギーである気を使っています。

70代の患者さんが、「寒暖差があって、日々の家事をすることだけで疲れてしまいます」と話されていましたが、私は「**寒暖差にカラダがついていくだけでも、無意識にエネルギー（気）を使っている**んですよ。当然、同じ家事をしていても、よけい疲れやすくなります」とご説明しています。

このため、毎日使って減りつづけている気を、食事や睡眠でいかにすみやかに補うことができているかが問題になります。

◉「ちょい足し」感覚で「ちょこちょこ」気を補う

日々の生活で使った気を補うのにも、エネルギーが必要です。気が少なくなった60歳からは、気を回復させるための時間が以前よりもかかるようになります。

気が少なくなったことを嘆《なげ》くのではなく、大切なのは**自分の気の状態を知っていること**です。気が少なくなっているはずの年齢なのに、気が充実していると思い込んで行動してしまうと、本来、心身のバランスがとれている「心身一如《いちにょ》」が乱れ、「心身〝不〟一如」による不調を招くことになります。

若い頃は「週末に寝だめする」「バイキングに行って精のつく肉料理をたくさんとる」といったことをして「まとめて気を補う」ことができました。でも、60歳からは**まとめて気を補おうとすると、かえってカラダに負担がかかって、調子が悪くなる**ことがあります。

また、少しの気の消耗ならばすみやかに気を補うことができますが、気の消耗が大きくなると、気を補うための労力が倍増してしまいます。

このため、60歳からの気の収支バランスは、**気を使ったら「すみやか」に「ちょこちょこ」補う**ことがポイントになります。

たとえば、気を消耗した日は1時間早めに寝る、タンパク質をとれるようにいつものお味噌汁の代わりに豚汁にしてみる、などです。

普段の生活を基本として、「ちょい足し」感覚で「ちょこちょこ」気を補うようにして、気の収支バランスを整えましょう。

まず睡眠、次に食事で気を補う

食事と睡眠で気は補われますが、**60歳からの優先順位は睡眠ファースト**になります。

20代や30代なら「疲労回復のために精のつくものを食べよう」というのは理にかなっています。60歳からは、疲れているときは胃腸の働きも弱っていることが多いので、**睡眠によってまず胃腸を休めて回復させてから、精のつくものをとる**ようにしましょう。

よく、「痩《や》せて体力がなくなるのが心配」と、お腹一杯まで食べて、その後に胃もたれや下痢《げり》になってしまい、逆に体重が減って体調を悪くしてしまうことがあります。体力をつけるために体重を増やそうとして、食べすぎてしまうと、お腹周りだけがぽっこりして、筋肉がついてもらいたい胸元などは華奢なままの場合もあります。

「過ぎたるは及ばざるが如《ごと》し」という言葉があるように、「腹八分《はちぶ》」を守るのが気を補う早道です。

60歳からは、気を補う場合も「睡眠→食事」の順序を守り、「胃腸に余力をもたせる腹八分目」をキープすることが大切です。一方、よく眠れない、というお悩みも多いものです。

『黄帝内経《こうていだいけい》（霊枢《れいすう》）』には、このように書かれています。

「若い人は気血《きけつ》が旺盛《おうせい》で、肌もなめらかで、気道もよく通り、営衛《えいえ》（営気《えいき》と衛気《えき》）の運行がみな順調だ。それで、昼間は精神が充実して眠くならず、夜間は熟睡できるのだ。

老人は気血が衰《おとろ》え、肌は乾燥し、気道も流れが悪くなり、五臓《ごぞう》の気がお互い不調和になる。営気（脈中をめぐり全身の栄養となるもの）が衰え、衛気（脈外をめぐり外邪《がいじゃ》

〔暑さ、寒さ、湿気など〕からカラダを守るもの）が体内の調和を乱すようになるので、昼は精神がはっきりせず、夜は眠ることができない」

年を重ねると、昼は精神がはっきりせず、夜は眠ることができない状態になっていく、とあります。このため、**夜に十分な睡眠を確保できない場合は、日中の「ちょこっと寝」を活用する**のもおすすめです。

貝原益軒の『養生訓』には、昼寝について「後ろに寄りかかって眠りなさい」「横になって眠りたいときには、少し眠り、人に起こしてもらいなさい」と記されており、昼寝は自律神経の働きが乱れないように、30分ぐらいの「気分がすっきりする」程度にしておくのがポイントです。

◉補った気は「適度に」巡らす

60歳からは、エネルギーボールが小さくなっているため、補った気をいかに「適度に」巡らすことができるかがポイントになります。

運動などカラダを動かすことによって気は巡りますが、**運動した後に疲労が蓄積する**

ような運動では、かえって気は消耗してしまいます。これは、運動がそのときの自分の状態に合っていないということなので、要注意です。

健康のために毎日スポーツクラブに通っていた70代の男性が、「最近、運動後に家に帰ると眠くて仕方がない。60代から毎日スポーツクラブに通ってカラダを鍛えてきたので、これまではそんなことはなかった」と話されていました。

エネルギーボールは着実に小さくなっているので、たとえ健康によい運動でも負担になると、かえって気の消耗につながります。

このため、「使った気を補う日をつくりましょう」とお話しして、運動を毎日から週に3日に変更したところ、運動後に眠くなることもなくなり、元気にスポーツクラブに通えるようになりました。

カラダを動かすことで気は巡りますが、60歳からは気の収支バランスに配慮して、やりすぎず**「適度」に巡らせることがポイント**です。

養生3 「いまできる範囲」で楽しむ

貝原益軒は「ココロは何歳になっても成長する」と言っています。老いが進むと、カラダは若い頃のように活発に動けませんが、ココロは自由闊達《かったつ》で楽しみを見つけられる、ということですね。

実際にいま、リタイアした世代は学びの意欲がとても強くて、さまざまな市民講座やカルチャー系の教室が大にぎわいです。時間もできて、好奇心を満たそうとする人が多いのは、ココロの成長が続いていることの証《あかし》ではないでしょうか。

ただ、気をつけていただきたいこともあります。

気は元気・活気に体力だけでなく、気持ち・気分のココロを含んだ概念ですので、さまざまなことを受け入れたり取り込んだりする「**ココロのキャパシティ**」**も加齢とともに小さくなっていきます**。

カラダの変化と同じようにココロの変化も起きていることを頭に入れておかないと、せっかく好奇心を持って始めたことが楽しくないとか、かえってつらいといったことにもなりかねません。

また、好奇心で始めた習い事を「完璧《かんぺき》にこなさなければいけない」と思うことも、ココロに過大な負担になる可能性があります。ココロのキャパが小さくなっている60歳からは、**完璧かどうかを気にするのではなく、「いまできる範囲」で楽しむ**ことが大切になります。

貝原益軒の『養生訓』でも、

「あまり完璧にしようとすると、心の煩《わずら》いとなって楽しみがなくなる。（中略）他人は、自分に対して十分によくしてくれるものだと思っていると、人の厚意に満足できず、怒ったりとがめたりして、心の煩いとなる。（中略）完璧によい事物を好んではならない。これは私の〝気〟を養う工夫である」

と、気を補うために完璧さを求めないことを述べています。

年を重ねてエネルギーボールが小さくなると、体力が低下するだけでなく、気持ちもいっぱいいっぱいになって、ちょっとしたことでイライラしたり、逆にうつうつとしたりと感情も乱れがちになります。また、ストレス耐性も弱くなり、これまでにない緊張感を持ったり、やたらと不安になることもあります。

しかし、イライラしたり、怒って当たり散らしたり、クヨクヨ、うつうつ思い悩むのは「気の無駄使い」につながります。

気の収支バランスを整えるためには、精神面の健康も大切です。

◉介護も「自分ができる範囲」で

また、親の介護問題が生じる方も多くなります。エネルギーの余力や心身のキャパも少なくなる年代ですから、**老老介護においては、優先順位をつけて対処**していかないと共倒れになってしまいます。自分の親だからといって、介護によって無理をしてカラダを壊してしまうのは避けなくてはいけません。

ある60代半ばの患者さんで、毎日、往復3時間かけて親が入院する病院に通っている女性がいました。この方は主婦でもあるので、家事をこなしつつお見舞いに通っていたのですが、遠路はるばる通う日々に疲れ果て、気分も落ち込んでしまい来院されたのです。

「私は親戚や他人からは元気だとみられているので、なんとかがんばりたい」とのことでしたが、彼女自身が倒れてしまっては元も子もありません。

この女性に限らず、「毎日、病院に親のお見舞いに行っていました」という方は、けっこうたくさんいます。介護施設に入っている場合でも、同様です。

そんな方に私は「親御さんの体調が安定しているのに毎日通うのは、病院や施設に不信があるからですか？」と尋ねてみます。体調が悪かったり病状が不安定な場合や、病院に対して不信感があるなら、毎日行くのも仕方ありません。

でもほとんどの場合、「主人のお母さんなので……」「行かないといけないような気がして……」という返答です。

彼女たちは家事や育児、会社の仕事をこなしつつ、フラフラになりながらお見舞いに通っているのです。これではかえって体調を崩してしまいます。**自分ができる範囲で、時間的にも体力的にも無理がないように行動する**ことが大切です。

とくに介護の場合、「他人から『サボっている』と思われるのではないか」と感じて、倒れてしまうほど、心身ともに極限まで自分を追い込んでしまう人が少なくありません。

休養をとったり、リフレッシュをすることに罪悪感をおぼえてしまうこともあります。「自分さえ我慢すればいい」と考えがちですが、そうした自己犠牲《ぎせい》によって体調を崩してしまっては本末転倒になります。

カラダが持っている体力や気力などのエネルギー量は限られており、加齢とともに減少していることを、自分自身に言い聞かせてください。「自分ができる範囲」ですることが基本で、自己犠牲や無理を続けていては長続きしません。

限られたエネルギーは優先順位をつけて配分

エネルギーである気は男女とも30歳前後がピークであり、以後はだれしもが少なくなってきます。エネルギーが充実しているときは、日常業務を気の赴《おもむ》くままにこなすことができますが、60歳からは、優先順位の高いものにエネルギーを使い、低いものには力を抜かないと、エネルギーが足りなくなってしまいます。

自分の限られたエネルギーを、日々の暮らしの中でどのように配分して使うべきか――「エネルギー配分」は自分で決めるしかありません。

他人からの視線を気にすることにエネルギーを注ぐよりも、自分自身の心身のサインを見失わず、優先順位を考えながら、自分で使うエネルギーをある程度コントロールしていかなくてはいけないのです。

養生4 暮らしに「ワクワク」を取り入れる

カラダの衰えは自覚しやすいものですが、ココロの変化はなかなか自分ではわかりにくいもの。60歳からは、日頃から**意識してココロにも栄養を与える**ことが大切です。たとえば、気分がワクワクするような大好きな服を家にいるときも着てみることもおすすめです。

昔は60歳の還暦祝いで、赤いちゃんちゃんこを着る風習がありました。赤い色は厄除《やくよ》け・魔除けの意味があるからだそうですが、意欲が高まるという色彩効果もあります。

赤色に限らず、60歳になったら男性でも女性でも、ちょっと明るい色が入った衣服や小物で、**自分自身が元気になるものを身につける**ようにしたいものです。

ココロに栄養を与えるおしゃれとは、決して華美《かび》なものや高価なファッションだけではありません。地味なものでも安価なものでも、自分がワクワクする気持ちになれるものならいいのです。

また、テーブルに花を飾ったり、クリスマスの飾りを置いたりと、**ちょっとした季節感やイベント感を味わう**ことも生活にハリが出て、ココロの栄養になります。

特別なことではなくても、暮らしにちょっとしたアクセントをつけるよう工夫してみてください。**日常のワクワク感や楽しみは、ココロに栄養をあたえて気を補う**ことになります。気分もアガるうえに、老化のスピードを遅くすることにもなり、いいことずくめですよ。

養生５ 夏の暑さ、冬の寒さにうまく適応する

漢方には、カラダを小宇宙（ミクロ・コスモス）、大自然を大宇宙（マクロ・コスモス）ととらえる自然哲学の思想があります。小宇宙である人体が大宇宙である自然現象によって支配されているという考え方で、自然に抵抗しようとせず、自然を受け入れ順応し、自然とともに生きる思想です。

したがって、**体調も、季節や気候などの自然現象の影響を受けている**と考えます。季節と体調はこのような関係にあります。

春――自律《じりつ》神経の働きに関与している「肝《かん》」が活発化するため、**自律神経がもっとも乱れやすい季節**です。日本では年度初めの時期にあたり、環境の変化による心身の不調、「五月病」が多くみられますが、これは会社や学校の人間関係の変化だけではなく、季節が肝に影響を与えているからともとらえられます。

夏――意識や精神状態に関連する「心《しん》」に影響するので、**不眠の症状**があらわれやすくなります。また、土用の丑《うし》の日にウナギを食べるように、夏の盛りは消化器系の機能に関連し「後天の気」をつくり出している「脾《ひ》」にも影響するため、**疲れやすくなり夏バテ**に悩む人が増加します。

秋――呼吸器全般に関わり、気を全身に運ぶ役割を持つ「肺」に影響し、**咳《せき》**をする人が増えます。また肺は皮膚の働きとも関連があるので、**かゆみや皮膚炎**を訴える人が増えてきます。

冬――「先天の気」を蓄える場所であり、西洋医学の腎臓機能のほか、成長・発育・

老化や水分代謝、内分泌《ないぶんぴつ》系などさまざまな機能に関与する「腎《じん》」に影響するので、**カラダが冷えやすく、老化も進みやすく**なります。

しかし、昨今の地球温暖化にともなう気候変動によって、春や秋の穏やかな季節が短くなり厳しい夏と冬が長くなって、四季ではなく〝二季〟のようです。暑さ、寒さの変わり目が極端になっています。

春めいてきたかと思うと真冬に逆戻りの寒さになったり、10月近くになっても真夏のような暑さが続いたりするなど、季節感も大きく変わり、日本が亜熱帯化しているという指摘も耳にします。

年間の寒暖差だけでなく一日の温度差も大きいため、ここ数年は、**「寒暖差にカラダがついていけない」**という訴えが多くなっています。

衣替えや季節ごとの過ごし方など、これまでの習慣や常識が通じないことで、「こんな季節はおかしい」と戸惑いやイライラを感じることもあるでしょう。

小宇宙であるカラダは、自然現象の大宇宙に支配されるので、自然現象を変えることはできません。抗《あらが》ってもしようがありません。

それでも、**漢方の知恵を活かせば、天候の変化にカラダが適応していける**ようにできるのです。

◉猛暑の夏を臨機応変に乗り切る

猛暑ではカラダにかかる負担が大きいため、カラダが危険と判断すると、自律神経の一つである交感《こうかん》神経が優位になります。すると、いわば**戦闘態勢で緊張した状態が続くため、カラダは疲れます。**

とくに、35度を超える猛暑日が当たり前となった現在の夏は、室内にいても熱中症の危険があるほど。40度近くにもなる地域も増え、これまで経験してきた夏とは段違いの、カラダに堪《こた》える暑さです。

文句をいってもはじまりません。年々変化する天候に対処する新しい養生法を考えました。厳しい夏をうまく乗り切りましょう。

◉湿度が高く、カラダが重だるい日の養生法

最近は、熱帯地方のスコールのように激しい大雨がみられるようになりました。それにともない、湿度も70％、80％以上と高く、とても蒸し暑く不快な日が増えています。

たかが湿度とあなどれません。漢方では、湿度（「湿《しつ》」）は人体に作用して病気を発生させる要因の一つ。湿度が高いと、気・血・水《すい》のうち水の異常がみられやすくなります。水の巡りが悪くなると、顔や足がむくんだり、喉《のど》が渇《かわ》いたり、カラダが重だるく感じたりするのです。

また、雨の前日などは気圧の関係もあって、頭痛や頭重を訴える患者さんも多くなります。

湿度が高いときは、体内の余分な水が皮膚から蒸発できず、カラダの表面や中に余分な湿が溜まっている状態になります。皮膚はジメジメしますが、これはカラダが潤《うるお》っているのではありません。本来は排出すべき湿が残っている状況なので、喉の渇きをあまり感じなくても、水分を補給しないと脱水症になる危険性があります。

カラダの余分な湿を排出するには、汗や尿として体外に出すことです。運動などで**積**

極的に汗をかくようにしましょう。「積極的に」がポイントです。普通に汗をかくだけでは、体内の湿を出すまでには至りません。

運動で汗をかけない場合は、毎日のお風呂を活用するとよいでしょう。蒸し暑いからとシャワーで簡単にすませず、**週に2回は湯船に浸《つ》かる**ことをおすすめします。暑いときは、ぬるめのお風呂でも適度に汗をかけます。

湯船に入って少し汗をかき、カラダの余分な湿を出して、風呂上がりには冷房の利いた部屋で水分を補給して、滞っていたカラダの中の水の巡りをよくします。

水の巡りをうながすことで、足のむくみや、カラダのだるさなどが軽減できます。

◉熱帯夜での快眠養生法

以前は、夜寝るときのアドバイスはこんなふうにお伝えしていました。頭寒足熱を心がけて、涼しい格好で、お腹《なか》が冷えないようにお腹を中心にタオルケットをかけて、冷房はタイマーをかけて使用する……。

しかし、近年の熱帯夜（最低気温が25度以上）では、気温だけでなく湿度も高いことが多いので、これまでの対応ではうまくいかなくなってきました。

通常、汗をかくと、汗を蒸発させるために気化《きか》熱が生じ、カラダの熱をうばうことでカラダが冷えます。汗をかいた後に、皮膚がひやっとした経験がある方もいるでしょう。しかし、湿度が高いと汗を蒸発させることができないため、カラダを冷やすことができなくなってしまいます。

このため、冷房が止まると猛烈に汗をかいてしまいます。安眠を妨《さまた》げるだけでなく、汗をかきすぎて脱水症になったり、熱中症で命を落とす危険すらあるのです。

いまの高温多湿の熱帯夜では、個人差もありますが、**室温は28度前後、湿度は40〜60%になるように一晩中冷房をかけて、薄手の布団をカラダ全体にかける**ことをおすすめしています。

冷房嫌いの方もいますが、これまでの習慣にとらわれずに、気温や湿度に合わせて、臨機応変に対応を変えていきましょう。

◉体温調節がうまくいかないときの養生法

カラダの表面は冷たいのに、カラダの芯《しん》がほてったり、上半身は汗をかいているのに、下半身は冷えるといった寒熱バランスの乱れを訴える患者さんが増えています。

たとえば、暑い外気の中を歩いているときは、カラダは汗をかいて体温の上昇を防ごうと働いています。その後、5度以上も温度差がある涼しい室内に入ると、発汗が突然、止まってしまいます。

このような状況を一日中くり返すことで、体内の温度調節が乱れてしまい、その結果、**カラダの表面は冷えているのに、内部はほてったり、上半身は汗をかいているのに、下半身は冷えるといった寒熱のアンバランス**が起こります。

このような自律神経の乱れによる寒熱バランスの乱れは、室内外の温度差が5度以上になりやすい猛暑のときほど多くみられます。猛暑日が多くなった現在の夏では、多くの方の寒熱バランスが乱れがちになっていることでしょう。

対策としては、自律神経の働きを高めることがポイントになります。体温調節がうまくいかないときは、**シャワーはやめて、ぬるめのお湯でもいいので湯船に浸かる**ようにしましょう。

湯船に浸かることで循環がよくなり、カラダの中に溜まった熱を放出して、カラダの中と外だけでなく、上半身と下半身の寒熱バランスも整います。ぜひ試してみてください。

◉暑さで胃が重く疲れているときの養生法

近年は、真夏だけでなく、すでに5月の連休や梅雨の時期に25度以上の夏日になることもあり、冷たい飲み物や食べ物をとる機会がこれまでより増えている人が多いでしょう。

冷飲食で暑さをしのぐということは理にかなっているのですが、冷たいものは脾（胃腸）の働きを弱めます。冷飲食が続くと、しだいに胃が重く感じたり、胃腸の働きが悪くなる可能性があります。気を補うのは食事と睡眠ですので、**胃腸の働きが悪くなると、疲れやすくなります。**

このため、**冷ややっこ、冷やし素麺《そうめん》、冷やし中華などの冷たい料理をとるときには、**

しょうが、ねぎやシソなどのカラダを温める薬味をたっぷり添えるようにして、胃腸を冷やしすぎないようにしましょう。また、アイスを食べると下痢しやすい人は、白湯《さゆ》を食後に飲むこともおすすめです。

夏バテは〝胃腸バテ〟によっても起こります。**夏バテを感じたら、週に1回は「胃ケア日」をつくり、部屋をしっかり涼しくして温かい料理をとる**ようにしましょう。

また、夏バテを持ち越して秋バテにならないためにも、夏の終盤から秋にかけては、**いつもより早く寝たり昼寝をしたりして、夏の疲れをリセット**しておきましょう。

◉冬の寒さと冷えの養生法

養生の道は中庸《ちゅうよう》を守るところにあります。冷えているときには温め、熱いときには冷やし、カラダ全体のバランスを整えることです。

冬は「カラダが冷えやすく、老化も進みやすい季節」と先に述べました。カラダは**深部体温が37度前後で免疫機能が働く**ようにできています。このため、冬の厳しい寒さでカラダが冷えた状態では、免疫力が低下してしまいます。**カラダを温めることは免疫力**

アップにつながり、風邪もひきにくくなり、気のエネルギーも温存できます。

女性はもともと冷えを感じる方が多く、冬は「温活《おんかつ》（カラダを温めて冷えを改善する活動）」を意識している方が多いでしょう。一方、男性はこれまで暑がりだったたから冷えを感じたことはない、という方が多そうです。

しかし、60歳からは**これまで冷えと無縁だった男性も、冷え対策が必要**になります。

第2章で述べたように、加齢にともない、カラダは「陽から陰へ」「実から虚へ」と向かっていきます。カラダの新陳代謝が低下して寒さに弱くなる「陰」の状態、体力がなく疲れやすい「虚」の状態になるわけです。年を重ねるとカラダは冷えやすく、老化が進みやすい状態になる、ともいえます。

カラダの内と外で「冷えやすく、老化が進みやすい」状態になる冬は、女性だけでなく男性も積極的な温活をしましょう。

冬の寒さと乾燥の邪気《じゃき》（カラダの外から入ってくる不調の原因）が入ってこないように、**手足だけでなく、お腹や首と背中を温める**ことは寒さ対策のポイントです。

カラダを冷やさないように「**着る温活**」、カラダを内側から温める「**食べる温活**」などの養生法は第4章に記します（「『こまめ＋先手』ケアで冷えに対処」「NG食、カラダを温める・冷やす食材」の項を参照）。

貝原益軒の『養生訓』にも、「温かく軟らかい粥《かゆ》を食べれば、胃腸を養い、身を温め、津液《しんえき》（水《すい》のこと）を生じる。とりわけ冬にはよい」と「食べる温活」のことが書かれています。

「食べる温活」では**鍋料理**がおすすめです。鍋料理はカラダを内から温めるだけでなく、肉・魚、豆腐などのタンパク質をはじめ、葉物や根菜類を含めた野菜、キノコ類、しらたきなどの繊維質など、さまざまな食材をバランスよくとれて、しかも、よく煮込んであるので消化・吸収にもよい料理です。

また、冬はクリスマスやお正月などで、普段よりも栄養価の高い料理を食べる機会が増える時期なので、十分な栄養をとれて元気になると思いがちですが、じつは、豪華な食事を腹一杯食べた後に風邪をひく人もいるので要注意です。

普段よりも油っこい食事であったり、食べすぎてしまうことで、胃腸（脾）に負担がかかると、免疫力と関係のある気が少なくなって、風邪をひきやすくなるのです。

◉冬は少し早く眠り、少し遅く起きる

『黄帝内経（素問《そもん》）』には、「冬は蔵する（生活機能が潜伏閉蔵《せんぷくへいぞう》する季節）」とされています。さらに、「冬は少し早く眠り、少し遅く起きるべきであり、厳寒を避け、温暖に保つべき」「汗を出して、閉蔵している陽気《ようき》に影響を受けさせてはならない」ともあります。

冬は**「少し早く眠り、少し遅く起きる」**ようにして、陽気というエネルギーをカラダに温存させて春に備える季節です。激しすぎる運動で皮膚の汗腺《かんせん》を開いて汗をかくことは適しません。しかし、じっとしていると冷えがひどくなりますので、**ほどほどの運動でカラダを温めましょう。**

気候の変化に適応することは養生法の基本でもあり、未病《みびょう》を治す、予防医学にもつながります。季節は巡り、暑がりの人も寒がりになっていくのが自然の流れ。季節とカラダの変化にうまく適応していきましょう。

養生6 「心身〝不〟一如」タイプは生活を見直す……………

漢方では、ココロとカラダは切り離せないという「心身一如」を基本としているため、年を重ねるとき、ココロとカラダのバランスを保ちながらエネルギーボールが小さくなっていくのが理想です。

しかし、人生100年時代と寿命が長くなった現代では、エネルギーボールが小さくなる過程で、ココロとカラダがアンバランスになり、その結果、「心身〝不〟一如」という新しいタイプの不調に悩む方が増えています。

エネルギーボールは小さくとも、心身一如でバランスがとれている状態とは違って、「心身〝不〟一如」は「ココロは元気だが、カラダは虚」の状態や、逆に、「カラダは元気だが、ココロは虚」の状態です（図10）。

【加齢で起こる心身のアンバランス】

心身一如＝ココロとカラダのバランスがとれた状態（＝中庸）

図10　心身"不"一如のエネルギーボール

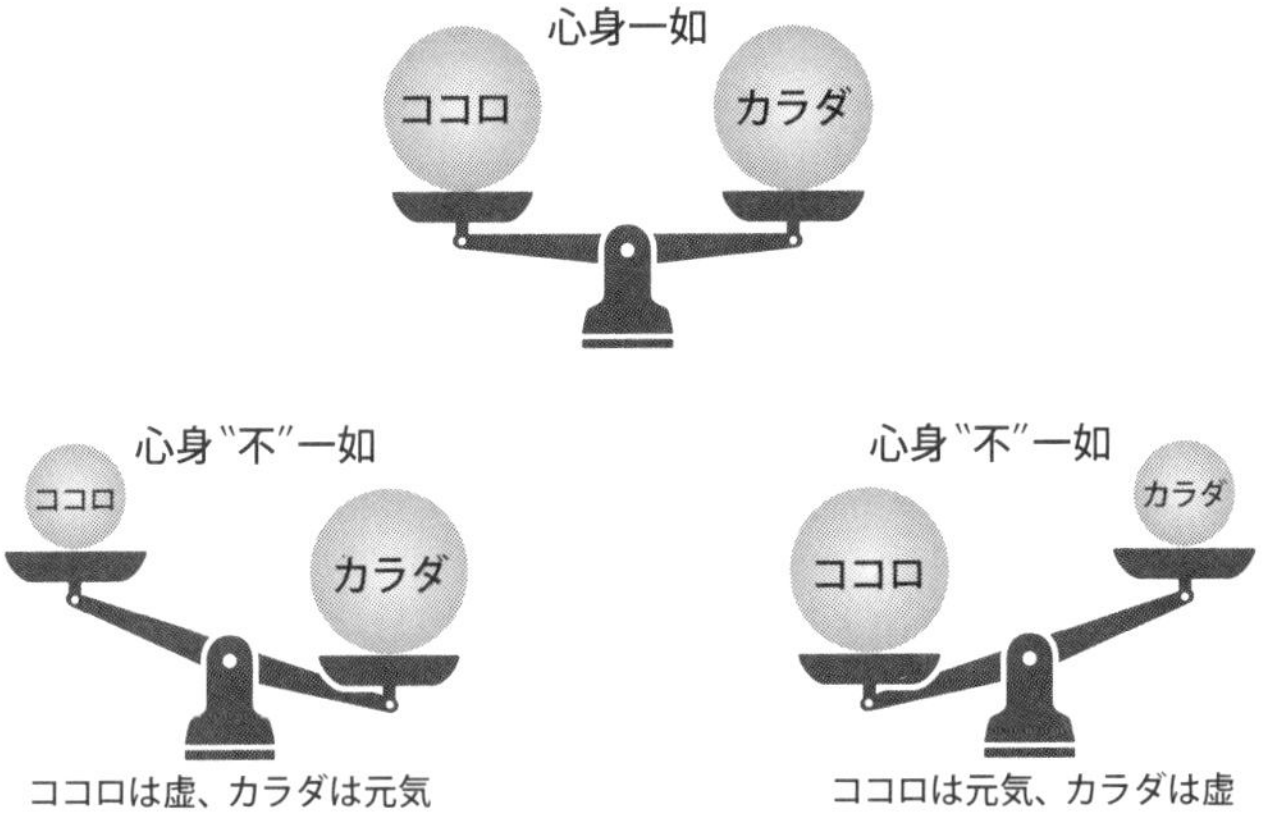

心身"不"一如＝

①ココロは元気、カラダは虚（＝アンバランス）

②ココロは虚、カラダは元気（＝アンバランス）

年齢とともに増える「心身"不"一如」タイプの人の養生を、ケース別に解説しましょう。

◉「ココロは元気、カラダは虚」の人

いろいろなことに興味があるけれど、頭の中での自分のイメージと実際のカラダとの間にギャップがあり、**ココロが先走って、**

カラダがついていかないのがこのタイプです。

また、年齢にともなうカラダの変化、体力の低下をなかなか自覚できずに、「まだまだ大丈夫」と過信するタイプの方も多くみられます。逆説的ですが、**元気のある人ほど要注意なのです。**

【ケース1　久しぶりの卓球で足がもつれる】

60代の男性患者さんは、「温泉に行き久しぶりに卓球をして、自分ではテキパキ動いているつもりだったが、足がもつれて転んでしまった」と話されていました。

これこそまさしく、ココロが先走って、カラダがついていかない状況です。

50代の自分のイメージのままでいるために、60代になったいま、50代のときよりも**カラダが衰えていることを認識できていない**ことが原因でしょう。年を重ねても自分の若い頃のイメージが強いため、「心身〝不〟一如」になる方は多いようです。

対策としては、ココロが先走らないように、季節ごとに、または誕生日ごとに、ココロとカラダの歩調のバランスがとれているのかを確認することが必要です。先走るココロを一時停止させて、「カラダがちゃんとついてきているか」と自らのカラダを振り返ってみましょう。

そのときに、「同じことをしていても、最近ちょっと疲れるな……。**これまでよりもちょっと動きがにぶい感じがする……」と思ったら、**「気のせい」ですませずに、いまの**生活習慣や活動を「ほんの少し」見直す**ようにしましょう。

【ケース2　自転車に乗るときの違和感】

ある男性患者さんは、80歳になった頃に自転車に乗っていて、なんともいえない違和感を覚える日が出てきました。

「どんな違和感ですか」と聞いたところ、「**いつもよりも意識的に注意を払わないといけないときがある……**。いつも通っている道でバランスを崩しそうになった……」とのこと。

毎回ではないものの、**その「違和感」をカラダからのサイン**と受け止め、この患者さんは、ご家族のすすめもあって、自転車を卒業しました。

このように、「まだまだカラダは大丈夫と思っているときに対応する」のがポイントです。

しかし、高齢ドライバーの免許証の自主返納がなかなか進まないように、いざ自分のことになると、実際に判断するタイミングはむずかしいかもしれません。

【ケース3　大好きなドラマを観続けたら動悸が】

ある70代の女性は、大好きな韓流ドラマを観はじめると気持ちがワクワクして、一日中ずっと観てしまうこともあるそうです。最近、動悸《どうき》がするため、循環器科で精査を受けましたが、明らかな異常はないということで相談がありました。

この患者さんには、こうお話ししました。

「検査で明らかな異常がなくても、70年以上毎日使っている心臓ですので、メンテナンスは必要ですよ。**ワクワクする気持ちに任せていると、カラダが気持ちについてこられないようになり、**『もう無理』とカラダがそっぽを向いてしまいます。はやる気持ちを抑えて、カラダがついてきているのを確認しながら生活しましょう」

その後は、**一日2～3時間と時間を決めてドラマを観るようになり、カラダへの負担も減って動悸がすることはなくなりました。**

ついつい気持ちの赴くままに動いてしまうこのタイプでは、自分のエネルギーボールが小さくなっていく現実を見過ごしてしまいがちです。その結果、カラダに無理強いをしてしまい、自分自身で老化を進めてしまいかねませんので、気をつけましょう。

◉「元気」と「余力」の違い

80代の方が感冒《かんぼう》をきっかけに体調を崩されたときなどに、「あんなにお元気だったのに……」と話されるのをよく耳にします。

そんなときは「**80歳の元気は、50歳や60歳での元気とは違いますよ**」とお伝えして、歩いている道幅を例としてご説明しています。

若い頃は、幅の広い道を歩いています。ちょっとバランスを崩しても、道幅が広いのでカラダを大きく損傷することはありません。

一方、年を重ねると徐々に道幅が狭くなっていき、70代では太い丸太、**80代では細い平均台、体操競技で見るあの平均台の上を歩いているイメージ**です（図11）。

元気なときは、細い板の上でもバランスをとって歩けますが、いったん風邪をひくなどしてカラダに負担がかかると、平均台の上ではバランスを崩しやすく、平均台から落

図11　50代の元気、80代の元気

若い頃は幅の広い平均台を歩くイメージだが、年を重ねるごとに平均台の幅が狭くなる。
普通に歩いているときは、50代も80代も同じように見えるが、いったんバランスを崩すと、幅の狭い平均台を歩いている80代は一気に体調が悪くなりがち

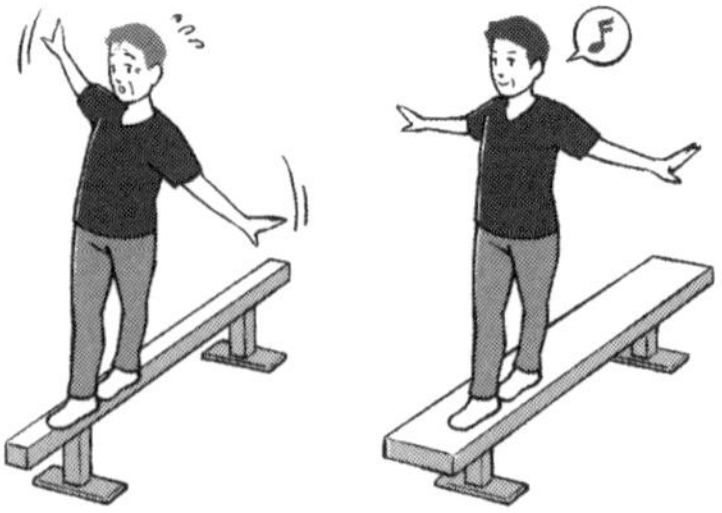

80代の元気　　50代の元気

ちるように一気に体調が悪化しかねません。

このことは、「余力」、すなわち「エネルギーのストック、貯蔵量」として考えると、よりイメージしやすいでしょう（図12）。

50代の人と70代の人では、同じように元気にみえても、いざ何かあるときには、はっきりとした差があらわれます。風邪をひいたり、普段よりも予定が立て込んでいたり、さらに季節の変わり目などの寒暖差に対応したりなど、いつもより余計にエネルギーを使わないとならないからです。

50代ではまだ体力に余力、すなわちエネルギーの蓄えがあるのでプラスαのことにも対応できますが、**70代になると体力**

図12　エネルギーの余力

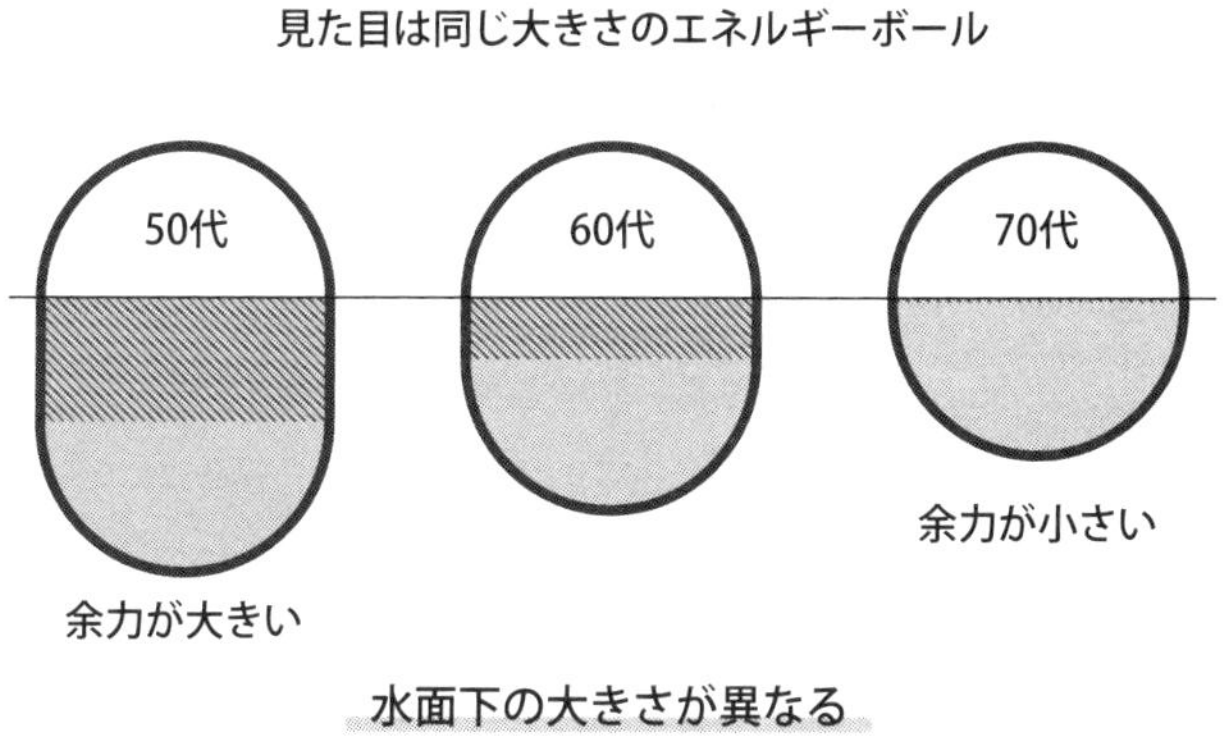

に余力がない、すなわちストックがあまりないので、プラスαのことに対応するエネルギーを確保することがむずかしい。場合によっては、エネルギー収支がマイナスになってしまうこともあるのです。

「元気がある＝余力がある」ではないことに留意してください。

【ケース4　毎日の習い事で疲労困憊《こんぱい》に】

80代の女性患者さんは、「やりたいことが多くて、毎日習い事を入れていたら、家に帰ると疲れきって食事もとれない……」と話されていました。

疲れによる症状では、**まず食欲低下や胃もたれなどの脾虚《ひきょ》の症状があらわれ、最後**

は腎にきます。腎虚《じんきょ》による症状は、腰痛や足腰の弱り、頻尿《ひんにょう》、下半身の疲れなど、下半身の症状が中心であり、**腰がいつもよりも重だるく感じたら腎虚のサイン**の可能性があります。

腎は老化に関与していますので、腎虚になると老化をますます進めてしまうおそれがあります。

このため、ココロが先走ってカラダが弱っている「心身〝不〟一如」では、カラダの「いつもと異なる違和感」を感じたときに、生活習慣を「ほんの少しずつ」見直し、対処することが必要です。

だれでも誕生日を迎えれば、エネルギーボールは小さくなり、前年と同じ生活スタイルを続けていると気は必ず枯渇します。

元気にみえても、年を重ねることで確実に余力は少なくなっていくので、ちょっとした違和感を気のせいとせずに、毎年の誕生日の節目で自分のエネルギーボール、すなわち気の収支バランスを見直して、**まだ余力があるうちに先手必勝で対応**するようにしましょう。

◉「カラダは元気、ココロは虚」の人

【ケース5　楽しみだった習い事がおっくうに】

70代の患者さんは「これまで毎週、コーラスや麻雀《マージャン》などの習い事をやっていてとても楽しかったのに、最近では**あまり楽しめなくなって、気持ちが落ち込むことや、歌うことがおっくうに感じることがある。なんだかやる気もなくなってきた**」と話されていました。

「気持ちの落ち込み」「やる気がない」などは、気の巡りが悪くなって滞る「気鬱《きうつ》」による症状です。本来、気鬱に対しては、滞った気を巡らす対応をします。気を巡らせるには、旅行やスポーツクラブ、趣味のコーラスやダンス、お茶会やパソコン教室などのリフレッシュができる行事が挙げられます。

ですが、60歳からのココロが虚した「心身〝不〟一如」タイプに、リフレッシュ行事を増やして気を巡らしては、かえって症状を悪化させる可能性があります。

大好きなコーラスや麻雀など**趣味の楽しい時間であっても、確実に気を消耗している**ことをお忘れなく。エネルギーボールが小さくなっている60歳からは、単純にリフレッ

シュの時間を増やせばよいということにはならないのです。

エネルギーボールが小さくなった気虚の状態では、気持ちがいっぱいいっぱいになって、ココロに余裕がなくなり気鬱の状態がいっそう悪化します。

このような「気が消耗した気鬱」に対しては、いきなり「気を巡らす」のではなく、**まず「気を補う」ことで、いっぱいいっぱいになったココロにゆとりを持たせる**ことが必要です。

この70代の患者さんには、習い事を毎週ではなく隔週か月1回にして、かつ忙しかったときや寝不足な日はお休みしたりと、「気の温存」を心がけていただきました。気を補うように柔軟な対応を心がけるようにしたところ、再び楽しく習い事を続けることができるようになりました。

養生7 「ちょいサポ」で自分に楽をさせる……………

「心身〝不〟一如」にともなう不調にならないためには、60歳からは、誕生日に自分の気の収支バランスに基づき、これまでの生活習慣や行動を見直して、活動量や回数を減らしたりすることが「気の温存」につながります。

つまり、**カラダとココロが楽できるよう、積極的に手抜きをしたりサポートを受けたりすることです。ちょっとサボる、**名づけて「ちょいサボ」です。

気を補う観点からは、**「ちょいサボ」も「休息」も積極的なメンテナンス**につながります。

まだまだ自分は大丈夫と思っている方は、「そんな手抜きや楽をしたら老け込んでしまうのでは……」と後ろ向きのイメージを持つかもしれません。

しかし、それはまったくの誤解です。**自分が楽に過ごせるよう活動内容を整理するというのは、いわば「守り」の対策を図ること。**

そうすることで、エネルギーボールが小さくなっても心身一如を保つことができるようになり、結果的に**自分の人生を自分でコントロールするという「攻め」の養生につながります。**

貝原益軒の『養生訓』でも、「およそ何かをしようとするときは、自分の力量を知らなければならない。力のおよばないことを無理にしようとすれば、気が減って病を生じる。分に過ぎたことを努めてはならない」と、各自の分に応じた努力が大切であることが記載されています。

また、エネルギーボールが小さくなっていく年代で、**前年と同じ大きさを保てるだけでも、エネルギーはプラスになっている**といえます。

自分の心身の状態に応じた「ちょいサポ」の養生としては、こんなことがあります。

たとえば、日常生活で**杖を使ったり、デイサービスを活用したりする**ことで、カラダに余裕ができ、まさに「転ばぬ先の杖」となります。また、自分の**お金や通帳などの管理を家族と共有する**ことなども、いざというときの安心につながります。

さらに、ライフステージに応じて、**住居を住み替える**という対策もあります。

60代後半の女性患者さんは、一軒家の管理が大変だと感じるようになり、家事がおっくうになっていました。子どもの自立をきっかけに、夫婦でマンションに転居したところ、コンパクトな生活ができるようになって、また家事をする意欲が出てきました。

自分の人生を自分らしく、思いどおりに生きるには、体力や判断力が落ちてからでは遅いのです。自分を客観的に評価できるうちに、「備えあれば憂いなし」の防災の心得《こころえ》で、**「ちょいサポ」も半歩先で対応する。それが結果的に「守るが攻め」の養生となる**

のです。

養生8 「夫婦別行動」のすすめ

夫婦仲がいいのはもちろんすばらしいことなのですが、60歳を過ぎると、心身の疲れ方や体力の配分ペースで個人差が大きくなってきます。**いつも一緒で同じように行動しようとせず、**夫婦間のほどよい距離感を保ちながら、**それぞれのペースを尊重して暮らすように切り替えましょう。**

そうでないと、大げさな話ではなく、お互いの健康状態に悪影響をおよぼすことにもなりかねません。

「私はデパートに行って一人でぶらぶらするのが好きなのに、なぜか夫がついてくる。嫌とか邪魔とかではないのですが、夫に無意識に気を使ってしまってリフレッシュできません」と、診察室で話す女性がいました。

時間を気にせず一人で見て回りたくても、夫が一緒ではそうもいきません。ご主人もよかれと思ってついてきているようなのですが……。

「奥さんが一人でデパートに行っている間、ご主人も一人で出かけてはどうですか？」と持ちかけて、夫婦間の距離を保つことをすすめました。

また、二人揃って趣味がカラオケというご夫婦には、別々のカラオケ教室に参加するようにアドバイスすることもあります。

定年後、「長年、苦労をかけたのだから」と妻をねぎらおうとする夫も多く、「国内外の旅行を計画している」という話もよく聞きます。

でも、ちょっと待ってください。ある女性患者さんで、こんなケースがありました。

旅行好き、外出好きの夫と、病弱の妻というご夫婦です。夫は機会があると旅行に出かけたくなる。妻と連れだって出かけるわけですが、そのつど、女性はフラフラになって憂うつだったのだそうです。

ご主人にしてみれば「妻も連れていってあげたい」という思いやりでしたが、女性はカラダにめまいや不眠などの不調があらわれ、やがてココロにも悪影響がおよんで、うつっぽくなってしまいました。

「耳鼻科や心療内科などいろいろ行っても治らない。出される薬もどんどん増えてしまって不安」ということで私のところにいらっしゃったのです。

聞けば、ご主人は友だちが多いそうなので、友だちとの旅行を多くしてもらうようにしました。その間、女性は家でのんびりできるようになり、いまはめまいや不眠もなくなって、さまざまな不調も落ち着いてきています。


長年連れ添ってきた夫婦の関係性の問題なので、いっぺんに変えるのは無理ですが、少しずつ工夫していくことで、心身の不調も改善していきます。

こうした生活習慣も養生指導の一環であり、漢方の治療の一つです。

養生9 自分の「中庸」を保つ

「病気は遺伝が3割、生活が7割」といわれています。その人が病気になる要素は、じつは少ないはずなのに、年齢を重ねていくとさまざまな病気があらわれます。以前は「成人病」と呼ばれていた生活習慣病はその典型です。

近年、『ライフスパン 老いなき世界』(デビッド・A・シンクレア、マシュー・D・

ラプラント／東洋経済新報社）という本が話題になりました。「老化も病気の一種であって治療できる」という内容です。

ハーバード大学医学大学院の遺伝学の教授で、長寿研究の第一人者である著者のシンクレアは、**生活習慣を変えることで、長寿遺伝子を働かせ、元気でいられる期間を長くできる**のだと、最先端の科学的な知見を紹介し、遠からず若返ることも可能になるとさえ書いていています。

漢方とは真逆の世界観のように思われるかもしれませんが、意外にもそうではありません。この本の前提になっているのが、

「人は自分が本来持っている寿命を発揮できていない」

「寿命の短縮に生活習慣が影響している」

という点だからです。

中国紀元前の古典『呂氏春秋《りょししゅんじゅう》』には、「長生きということは、本来短い寿命を長くすることではない。本来そなわっているところの生命を十分に発揮させる、すなわち天寿を全うすることである」と記されていると先に述べました。

また、江戸時代に『養生訓』を著した貝原益軒は「不養生は自害することと同じ」と

いっています。すなわち、「ほとんどの人が生まれつき持っている寿命は長い。しかし、養生をしなければ、生まれつきの寿命でさえも全うできずに早く死んでしまう。それは刀で自害することと同じこと」と戒《いまし》めています。

いかがでしょう、**老化の治療とは「本来持っている力を最大限に延ばせるようにすること」**だと語る最先端の科学的知見は、『呂氏春秋』や『養生訓』の主張とかなり近いといえるのではないでしょうか。

◉変化に対応するタイムラグを短くする

私はよく診察室で、患者さんに「本来、各自が持っているカラダの機能を最大限発揮させるために、気・血・水の巡りをよくしたり、補ったりするのが漢方の治療なんですよ」と話します。

その漢方治療の基本が「養生」になります。

年齢を重ねて調節する力が落ちてくると、気温であれなんであれ、変化に対してカラダがうまく機能するよう五臓が協調して働くのに時間がかかるようになります。

つまり、**年を重ねると変化への対応に時間がかかり、タイムラグが少しずつ生じる**ようになります。**タイムラグが生じている間は、カラダは不安定な状態になる**ため、この**タイムラグをできるだけ短くするための養生**が60歳からは大切になります。

たとえば夏から秋にかけて、夏の疲れをリセットするためにいつもよりも1時間ぐらい早く寝たり、昼寝を活用したりするのは、年齢とともに弱くなった調整力のサポートにつながります。

◉自分のものさしを持つこと

ここまで養生論として、養生の基本となる考え方を述べてきました。その養生の考え方においていちばん大切なことがあります。

それは、**「自分自身を知って、自分の中庸を保つ」**ことです。

養生をするにあたっては、他人が自分よりもハードな運動をしたり、食べる量が多かったり、長い時間サウナに入れる体力があったり、社交的であちこち出かけたりしていたとしても、まったく気にすることはありません。

他人と比べる必要はないのです。他人と自分は別の存在ですから、当然個人差があります。他人をうらやんだり真似したりしても、決して自分の健康にはつながりません。

中庸とは過不足がなく調和がとれていること。**自分を知り、自分に合った暮らしをすることが健康の秘訣**です。

そのためにも、自分自身の「中庸」を保てるよう、**自分のものさし、すなわち「マイ・スケール」を持つ**ことが重要です。

「マイ・スケール」を持ち、自分自身を測ることで、自分のカラダとココロを知ることができます。また、自分のカラダとココロの微妙なズレも感じ取ることができます。

変化やアンバランスが生じても短時間で対処できれば、中庸を保つことができ、ひいては、老化を遅らせて健康にもつながるのです。

養生10 ツボ押しでお手軽セルフメンテナンス…………

次章では、第1章の「五臓の弱点チェックリスト」の結果をもとに、年代・タイプ別の養生生活を説明します。タイプごとに、生活習慣で気をつけたいこと、食事や食材のポイント、おすすめのツボの３つに分けて、具体的な養生法を述べていきます。

ツボは、全身のエネルギーの通り道（経絡《けいらく》）の要所にあるポイントです。心身のバランスを崩していると、その兆候が経絡を通じてツボにあらわれるので、**ツボを押して刺激を与えることで、エネルギーの流れをスムーズにする**ことができます。

道具もいらず、手軽にできるツボ押しは、カラダのセルフメンテナンス方法です。ぜひ日常の中に取り入れてみてください。

ツボには、押すとイタ気持ちよい、コリがある、筋肉が張っている、皮膚表面にへこみがある、冷えている、などの特徴があります。

骨の出っ張りや関節部など目印になる部分から指で距離を測って、ツボの位置を見つけます。図13にツボの位置の測り方を載せました。

ツボを押すときは、３段階くらいで徐々に力を強くして、５秒くらい「痛いけれど気持ちいい」程度の力で押します。その後、ふたたび3段階くらいで力を抜いていき、ジワーッと離します。これを5回くり返してみましょう。

応用編として、指で押すかわりに、ツボの位置をお灸《きゅう》やカイロ、シャワー、ドライ

図13　ツボの位置の測り方

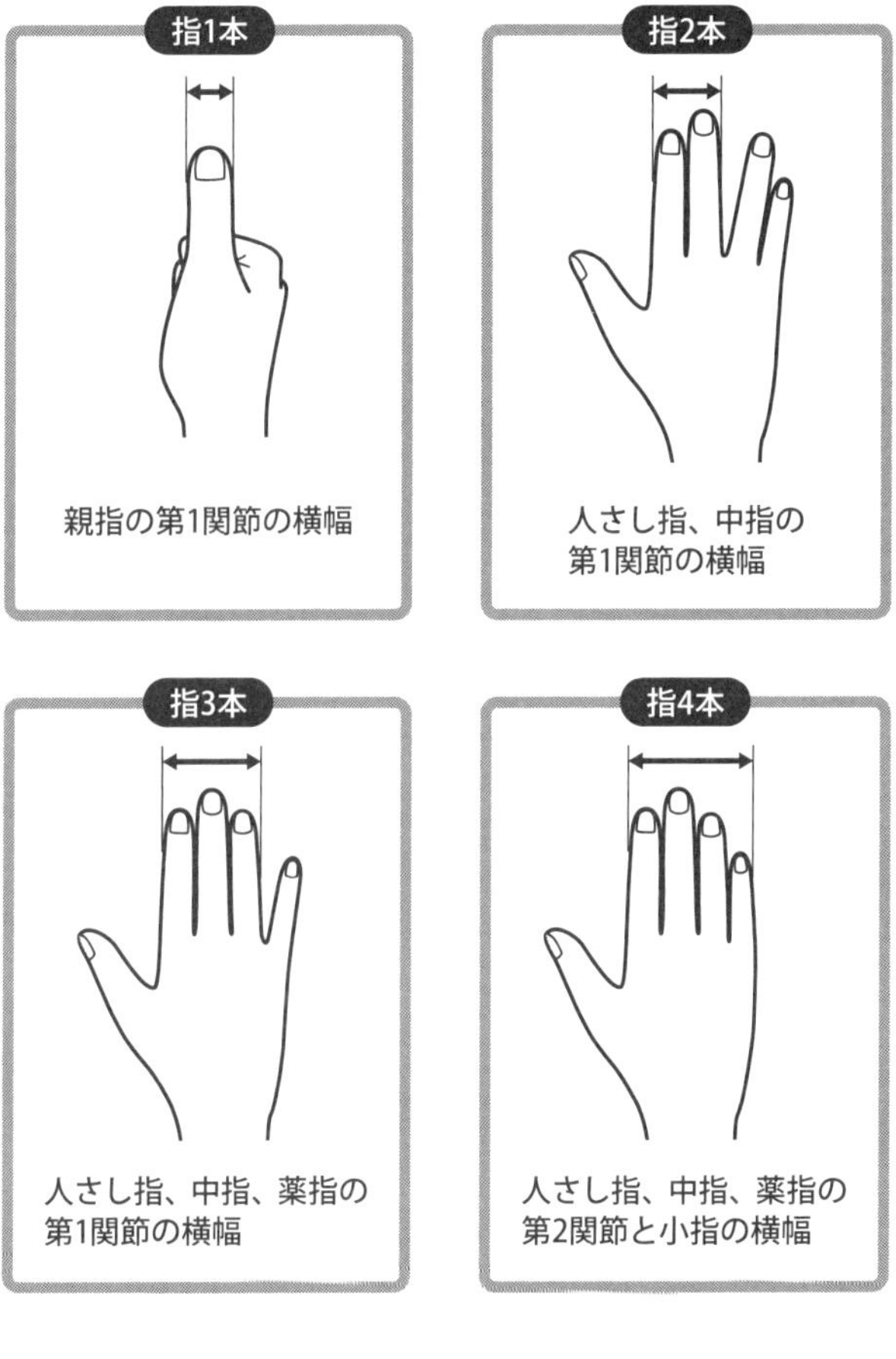

ヤーなどで温める方法もあります。

漢方では「人間には100歳まで生きる力が備わっている」と考えています。そして、100歳へ向けて健康寿命を延ばしていくために、漢方の知恵を活用した養生法が次章で述べるものです。

養生法はコーピング（対処法）ともいえます。加齢による「変化を治そう」とするのではなく、「変化に合わせて対処する」ことが大切。変化していく自分に合わせて、生活・食・ツボの3つの点から楽しくポジティブに対処していきましょう。

第4章

年代・タイプ別ポジティブ養生生活

50代からの「肝」を補う養生生活

――「肝気」タイプの自律神経の乱れにカラダとココロのコーピング術

中国の医書の古典『黄帝内経《こうていだいけい》』には、女性は28歳、男性は32歳で老化と関わる「腎《じん》」の働きのピークを迎えると書かれています（第2章55、56ページ参照）。50代は男女ともに更年期世代であり、少しずつこれまでとは異なるカラダの変化を実感することになります。腎は内分泌《ないぶんぴつ》とも関係があり、女性は閉経という大きなイベントを迎えます。

このような加齢にともなうカラダの変化に加えて、50歳からは「肝気《かんき》」が衰《おとろ》えることがあげられています。「肝《かん》」の重要な役割の一つに、自律《じりつ》神経の働きを整えることがあります（図14）。

日常生活では、活動的なときに働く交感神経と、リラックスしたときに働く副交感神経が、状況に応じて、自動的かつ無意識に切り替わっているのですが、こうした交感神経と副交感神経のスイッチが円滑に働くようにコントロールしているのが肝気です。

それだけに、**50歳からの肝気の衰えは、自律神経の働きの乱れとなってあらわれてく**

図14　肝のしくみ

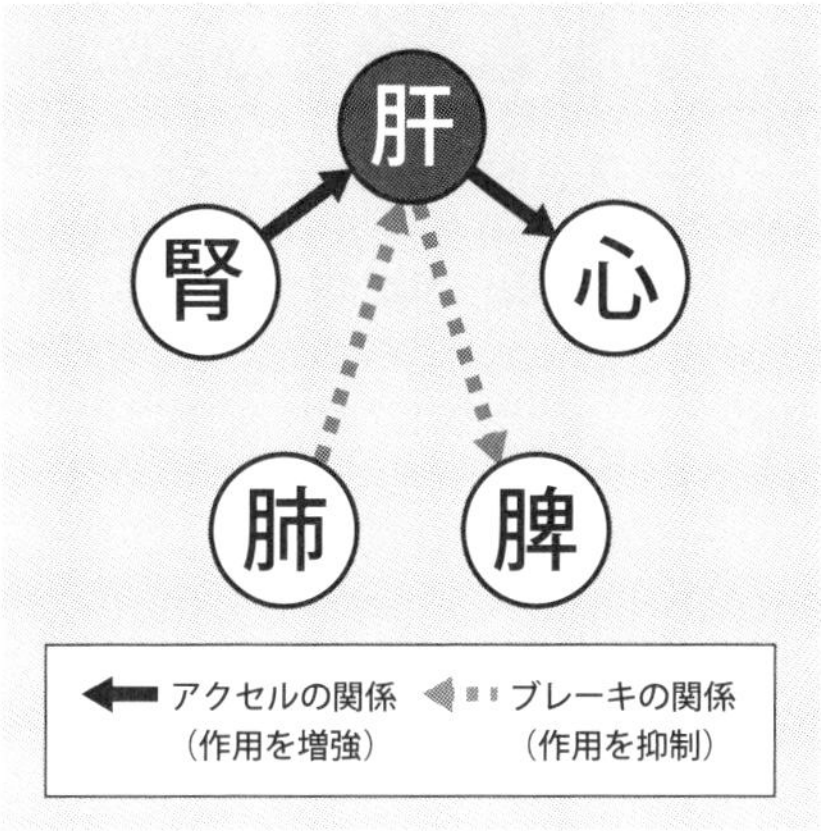

- 心の働きを強化、脾の働きを抑制
- 腎によって働きが強化、肺によって働きが抑制
- 血（血液）を貯蔵する
- 自律神経や情緒をコントロール
- 筋肉や目、爪の状態にも反映

ることになります。

そのときどきの状況に応じて、交感神経から副交感神経へ、逆に、副交感神経から交感神経へスイッチ交換が機敏にいかなくなることで、外界の変化に対応するのにタイムラグが生じるようになり、体調を崩しやすくなります。

近年の日々の厳しい寒暖差や気圧の変化に対して、カラダが臨機応変に、すみやかについていけず、寝つきが悪くなったり、頭痛やめまいが起こったり、肩こりがひどくなるなどの不調があらわれます。

また、季節の変わり目に風邪をひいたり、口唇《こうしん》ヘルペスができやすくなったりする場合もあります。

カラダは一生懸命がんばっていてもスイッチ交換に時間がかかるようになるので、エネルギーである「気《き》」がよけいに必要になり、**いつもと同じ生活をしていても、疲れやすくなります。**このため、なまけてはいけない、とカラダにムチ打ってがんばろうとすると、かえって足を引っ張ることになり、ますます体調が悪くなるおそれがあります。

50歳からは自律神経の働きをサポートする対策が大切になります。

生活養生 自律神経の働きをサポート……………

◉「食事・便通・睡眠」で生活リズムをつくる

自律神経の働きを整えるための三大基本は、「食事」「便通」「睡眠」です。逆にいえば、**食事、便通、睡眠が乱れるとカラダは不調になります。**

規則正しい食事や便通の習慣をはじめ、睡眠については、長さだけでなく、寝ている時間帯も重要。「草木も眠る丑三《うしみ》つ時」といわれる午前2時から2時半頃は、カラダのすべての機能が低下する時間といわれています。

その時間帯には、カラダをぐっすりと休めておくことが大切なので、**できるだけ午前0時には床につき、6時間から7時間の睡眠はとりたい**ところです。

いったんペースが乱れて体調を崩すと、その悪い状態が長引きやすく、元に戻るのに時間がかかります。

自律神経の働きを整えるためには、自分なりの生活のリズムをつくるように心がけましょう。

◉自律神経の「乱れ」を自分で整える術

交感神経と副交感神経のスイッチ交換がうまくいかない場合には、2種類あります。すなわち、交感神経が働きすぎて緊張してリラックスできない場合と、副交感神経がずっと働いていてやる気が起きない場合です。

【交感神経が優位でリラックスできないとき】

交感神経が働きすぎて緊張してリラックスできない場合は、**カラダをほぐすことでコ**

コロをリラックスさせてみましょう。

リラックスしなければと思うと、逆にますます緊張してしまうことがあります。交感神経が昂《たか》ぶっているときは、カラダも緊張して硬くなっているので、カラダをほぐすことで気持ちもリラックスさせることがおすすめです。とくに、首、肩や背中がこっていることが多いので、カラダの力を抜いて、**首・肩・背中のコリをほぐす**ようにしましょう。

「カラダから力を抜く」のがむずかしい場合は、逆に、思いっきり「カラダの力を入れてみる」ことから始めてみましょう。

（1）両肩をすくめるように上げる
（2）これ以上できないくらいギューッと力を入れて、いったん息を止める
（3）息を思いっきり吐《は》きながら、脱力して肩を下げる
（4）肩や背中が温かくなるまで、（1）から（3）を数回くり返す

このように、**力を目一杯入れることで、逆に、力を抜くことができる**ようになります。

カラダの筋肉がほぐれると、自然に気持ちもリラックスしますので、ぜひ試してみてください。

【副交感神経が優位でやる気が起きないとき】

副交感神経から交感神経にスイッチできず、やる気が起きない場合は、「予定」を書き出すことから始めてみましょう。

スイッチのONとOFFでいうと、OFFの状態が持続していて、なかなかONになれない状態です。一般的に、家の中ではOFF、外出するとONになりますので、日常生活の中で、気が向いたり思いたったときに外出するのではなく、外出する日時をあらかじめ決めて、カレンダーや手帳に「予定」として書き入れることがおすすめです。

（1）まずは、いつも行っている近くでおなじみのスーパーやスポーツクラブに行く際にも、前日に「予定」として書き込む。仕事の人は仕事の「予定」を、デイサービスに行くのも「予定」として書き出す

（2）日常の活動に慣れてきたら、非日常の活動の「予定」も少しずつ入れてみる

たとえば観劇、映画、デパート、カフェ、レストランなどに行く予定を入れてみる

（3）次の段階として、人に会う「予定」も入れてみる

大切なのは、**行動を「予定」として書き出す**ことです。手帳、カレンダー、小さいホワイトボードでもよいので、日常生活で目にしやすいところに書いておきましょう。予定として日時を決めることで、**その日時に合わせてカラダがOFFからONへ動いていける**ようになってきます。

いくつになっても外出や人に会う予定を入れるなどして、**意識して交感神経のONをちょっと刺激するような生活スタイルにする**ことが、健康維持のコツです。

毎日、診察室で患者さんを診ていると、何も刺激がなく、暇《ひま》をもてあますような状態では、人間は前向きに考える（ポジティブ思考）よりも、むしろ否定的に考える（ネガティブ思考）傾向が強くなるように感じます。

過度の慢性《まんせい》的なストレスはカラダの負担になりますが、逆に、まったく何の刺激もないからといって、カラダの調子がよくなるとは限りません。

「適度」なストレス（刺激）があってこそ、はじめてカラダ全体はバランスよく働くの

です。ただ、「適度」という尺度には個人差があることをお忘れなく。無理は禁物です。

◉自律神経を鍛える①リラックス呼吸法

加齢とともにスイッチ交換が鈍くなる自律神経は、意識的に鍛えるようにしましょう。

自律神経は「意志とは無関係に働く神経」なのですが、その中で唯一《ゆいいつ》、自分の意志でコントロールできるのが「呼吸」です。交感神経が優位になると呼吸は早く、浅くなりますが、副交感神経が優位のときの呼吸はその逆で、ゆったりと穏やかです。

中国の古典『千金方《せんきんほう》』には「鼻より清気《せいき》を引き入れ、口より濁気《だくき》を吐き出す」との記述があります。貝原益軒の『養生訓』にも「気を養う術」として呼吸法が紹介されています。

次のように、**気の集まる下腹部の丹田《たんでん》を意識した腹式呼吸を深くゆっくりおこなうことで、副交感神経を優位にし、心身をリラックスした状態に導ける**ようになります。

【リラックス呼吸法】

（1）下腹部（丹田）を意識して、鼻から息をお腹いっぱいに吸い込む
（2）その状態で5秒間息を止める
（3）口からゆっくり、10秒くらいかけて息を吐く

これを数回くり返しましょう。気持ちが落ち着いて心臓の鼓動を意識しなくなったときが、リラックスした状態の目安です。

活動のＯＮからリラックスのＯＦＦに切り替えるにも、エネルギーである気が必要になります。気が充実しているとＯＮからＯＦＦへすみやかにスイッチすることができますが、年齢を重ねて気は少なくなっている状態では、ＯＮからＯＦＦへのスイッチにも時間がかかるようになります。

たとえば、**カラダが疲れているのに頭が冴《さ》えた感じがしてなかなか眠れないようなときも、ＯＮからＯＦＦへのクールダウンに時間がかかっているサイン**です。

このように、加齢にともない自律神経のＯＮからＯＦＦへの切り替えに時間がかかるようになり、なかなかスムーズにいかなくなりますので、このリラックス呼吸法を日頃から意識しておこなってみましょう。

◉自律神経を鍛える②ほどほど運動

運動は自律神経の働きを鍛え、整える効果があります。厚生労働省が2005年から毎年調査している「中高年者縦断調査」でも、運動をすることがココロの健康に役立つと報告されています。

しかし、それまで運動習慣のない人が運動をやりつづけるのはなかなか大変です。まずは、これくらいの運動を目安にしてください。

- **激しすぎず、**
- **汗をかきながら、**
- **つづけられる程度の運動**

スポーツジムで筋肉への負荷が高いマシンを使ったり、びっしょりと汗をかくまでやる必要はありません。

家の中でできる**ストレッチやラジオ体操でも、継続すれば効果**が期待できます。ユーチューブの動画には、室内でできる簡単なエクササイズがいろいろあります。運動習慣のなかった60代の女性患者さんも、寝る前に動画を見ながらストレッチをやるようにしたところ、「ふだん使っていなかった筋肉を動かすことができて、気持ちがいい」と言っていました。

この**「気持ちいい」という感覚が大事で、血液の流れもよくなり、体内のエネルギー（気）も巡《めぐ》っている状態**です。

あまり運動習慣がなく年齢を重ねた方の場合は、まずは簡単な運動、たとえばウォーキングや水中ウォーキングなどから始めてみるといいでしょう。犬を飼っている方なら、朝晩の犬の散歩を日課にすることでもいいですね。

自分のカラダへの負荷が小さい運動から始めて、カラダが徐々に慣れてきたら、より大きな負荷のある運動へと種類を変えていくと、カラダにもいいですし、飽きずに運動をつづけられるコツでもあります。

厚生労働省による「健康づくりのための身体活動・運動ガイド２０２３」には、筋トレ（筋肉トレーニング）には、マシンなどを使用するウエイト・トレーニングだけでなく、自重（自分の体重を負荷とする）でおこなう腕立て伏せなどの運動も含まれると記載されています。

筋トレとは**スクワットなど短い時間で筋肉が疲労するような運動**のことです。筋トレの実施は生活機能の維持・向上だけでなく、疾患《しっかん》発症予防や死亡リスクの軽減にもつながると報告されており、成人および高齢者は、**筋トレを週2、3日実施することが推奨**されています。

また、筋トレと有酸素運動（有酸素性身体活動）を組み合わせることで、いっそう健康増進効果が期待できます。

ジムなどでマシンを使う場合は、運動指導の専門家に相談しながら、自分の状態に合った筋トレのプログラムを実践してみましょう。

なお、どんな運動をするにも、50歳からの年代では「**心拍数**」を意識してください（コラム参照）。持病の有無などによって適切な心拍数が異なるので、自分の体力に適した心拍数を運動の目安にするといいでしょう。心拍数が測れる腕時計（スマートウォッチ）などを使うのも便利です。

コラム

どれくらいの運動をしたらいいか

運動強度とはどれくらいの強さの運動を、どれくらいの時間と頻度でおこなうかの目安のことで、心拍数やメッツという単位などであらわします。

心拍数から運動強度を求める方法として、「カルボーネン法」があります。

運動強度（%）＝
（運動時心拍数－安静時心拍数）÷
（最大心拍数－安静時心拍数）×100

最大心拍数は、一般的に「220－年齢」で求めることができます（高齢者では「207－（年齢×0.7）」の式を用いる場合もあります）。

運動強度が60～70%程度のときに、生活習慣病の予防などの効果が得られ、安全におこなえるとされています。

食養生 肝の働きを助ける

◎酸味には甘みを加える

漢方では、味の性質を「甘い」「辛《から》い」「塩辛い（＝鹹《かん》）」「苦い」「酸《す》っぱい」の5つに分けて「五味《ごみ》」といい、それぞれの味が「五臓《ごぞう》」と関係しながら、互いに作用しあってバランスをとろうとしていると考えています（図15）。

肝気を補い、肝の働きを助ける味は「酸味」です。

梅干しや酢、スモモ、さくらんぼ、ゆず、クランベリー、グレープフルーツ、ライム、ライチなどは酸味を代表する食材です。とくに梅干しは、梅を塩漬けにすることで、梅が肝を補い、塩辛さのある塩が腎を、さらに、辛みに分類されるしそが肺を助けるといった、3つの臓に効果のある食べ物です。

ストレスで肝の働きが乱れると、相剋《そうこく》関係である脾《ひ》に悪影響がおよびます。すなわち、過食になったり、逆に食欲がなくなったり、また、脾の働きを助ける味の甘味を欲する

図15　五臓と五味

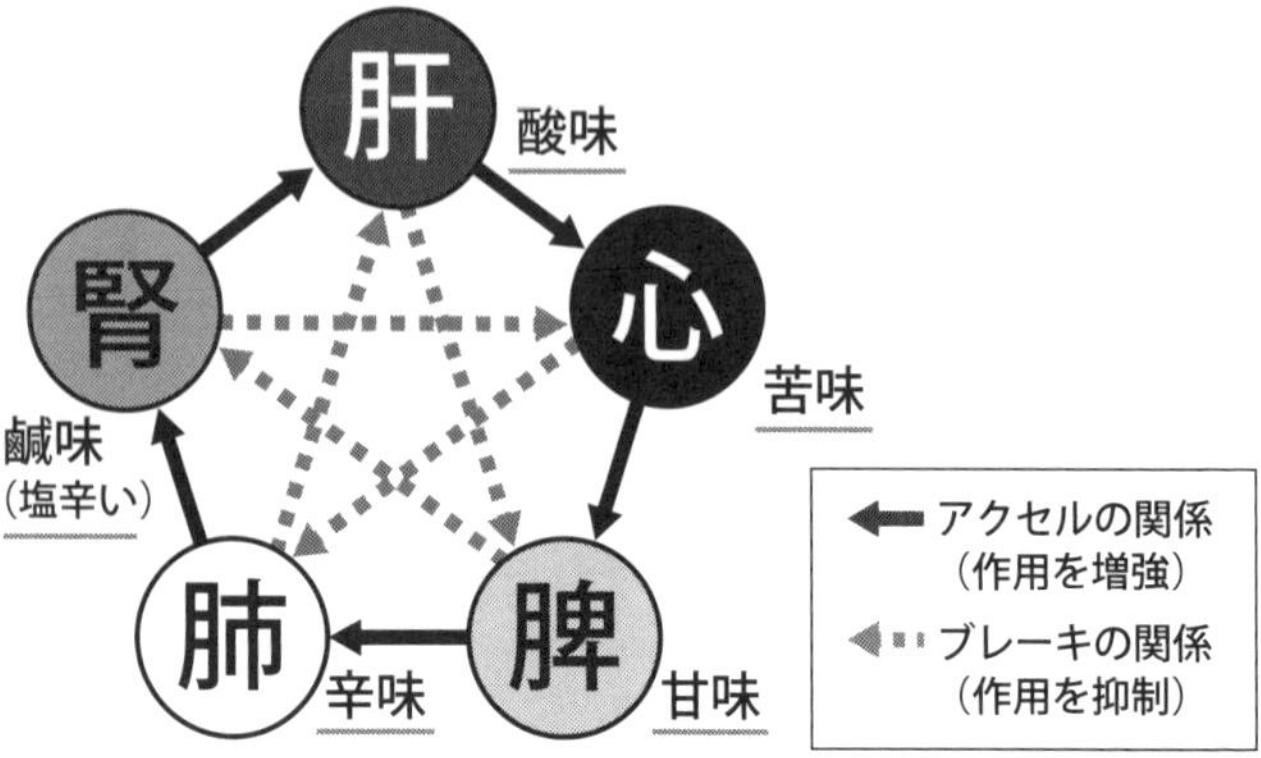

ようになります。

このため、肝を補う酸味の食材をとることはおすすめですが、**酸味の食材も、とりすぎると、かえって脾に負担をかける**ことになります。貝原益軒の『養生訓』に「酢は、多くとってはいけない。胃腸によくない」との記述があるように、酸味のとりすぎは、胃腸に関係する脾にダメージを与えます。

酸味がよいからと、空腹時に酸味の強い柑橘《かんきつ》系のフルーツをとったり、また、濃いお酢をとったりして、胃に強い刺激を感じたことがある人もいるでしょう。

酸味の食材を多くとるときには、脾気を補う甘味の食材を添えるように心がけるといいでしょう。たとえば「甘酢」は、酸味の酢に、甘味の砂糖をあわせたもの。酸味をとりすぎたときの脾気のダメージを、あらかじめ甘味で防いでいるといえます。

肝気の低下が目の疲れにきたら、クコの実やクコ茶がおすすめです。

クコの果実の枸杞子《くこし》は、漢方薬にも使われており、頭のふらつきや目の疲れ、かすみ目、視力低下などに効果があるとされています。中華デザートの杏仁《あんにん》豆腐には赤い色の枸杞子がのっていることが多いですが、炒め物やスープなどにも活用できます。

また、生薬《しょうやく》の杜仲《とちゅう》もいいですね。杜仲茶で飲むのが続けやすいと思います。**杜仲は肝と腎の両方にいい**ので、50代からはおすすめです。

◉ストレスを和らげる香りのよい食材

三つ葉やミント、バジル、パセリ、クレソン、春菊、ゆず、などの**香りのよい食材は肝の働きを整える**ので、これらの食材を上手に使って、ストレスによって影響を受けやすい肝の働きを整えて、気分をリラックスさせましょう。

ミントティーやジャスミンティーなど、香りのよいハーブティーを飲むのもいいでしょう。

生薬の「菊花《きくか》」としても使われる菊の花で食用として栽培されているものを、おひたしやごま和《あ》えでとってみましょう。また、よもぎ（生薬名・艾葉《がいよう》）入りのパンや餅もおすすめです。ちなみに黒ごまは、肝だけでなく腎の気を補うのに効果のある、栄養価の高い食材です。

漢方治療では、たとえば、**強いストレスにさらされて肝の働きが乱れているときには、**抗ストレス作用がある生薬「柴胡《さいこ》（セリ科。主成分はサイコサポニン）」が入った漢方薬**「柴胡桂枝湯《さいこけいしとう》」**や**「柴胡加竜骨牡蠣湯《さいこかりゅうこつぼれいとう》」「加味逍遥散《かみしょうようさん》」「抑肝散加陳皮半夏《よくかんさんかちんぴはんげ》」**などを用います。

一方で**避けるべきは、脂《あぶら》っこい料理や砂糖を使った甘いお菓子**です。胃がもたれてよけいに気分がふさいだり、イライラが助長されてしまいます。

◉ビタミンCを欠かさない

過度にストレスがかかると、体内のビタミンCが消費されます。**ビタミンCにはストレスを緩和《かんわ》する働きがある**のですが、水溶性ビタミンのため、体内に溜めておけず、余分にとった場合は尿と一緒に流れ出てしまいます。飲み溜めができないので、毎日、十分にとるといいでしょう。

さらに、ビタミンCには、お肌のエイジングケアには欠かせないコラーゲンの生成を助けたり、風邪予防となる免疫《めんえき》力を高めるといった働きもあります。

そのうえ、抗酸化作用があり、がん予防にも大事な栄養素です。だれでも一日１００個以上のがん細胞が体内にできているといわれています。

ビタミンCを含む食材としては、ピーマン、パセリやブロッコリー、菜の花などの野菜類や、レモン、アセロラ、キウイフルーツ、いちごといった果物に多く含まれています。

ツボ養生 ストレス解消と疲れ目に効く……………

肝は目にも関係するので、肝気が減ると、目の疲れにも出ます。**ストレス解消と疲れ目に効果的なツボ**を紹介します（図16）。

- ストレス解消＝百会《ひゃくえ》／肝兪《かんゆ》／太衝《たいしょう》
- 疲れ目＝太陽《たいよう》／陽白《ようはく》／攢竹《さんちく》／天柱《てんちゅう》

【ツボの押し方】

ツボを押すときは、３段階くらいで徐々に力を強くして、５秒くらい「痛いけれど気もちいい」程度の力で押します。その後、ふたたび3段階くらいで力を抜いていき、ジワーッと離します。これを5回くり返してみましょう。

図16-1　肝のツボ（ストレス解消）

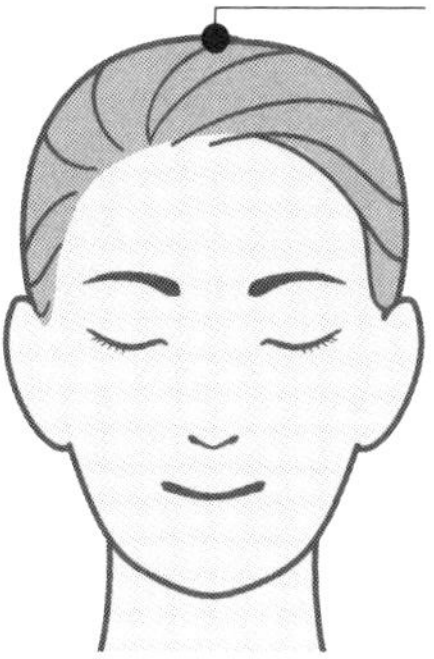

百会《ひゃくえ》

頭のてっぺんのほぼ中央。眉間の中心線と左右の耳を真上で結ぶ線が交差するところ

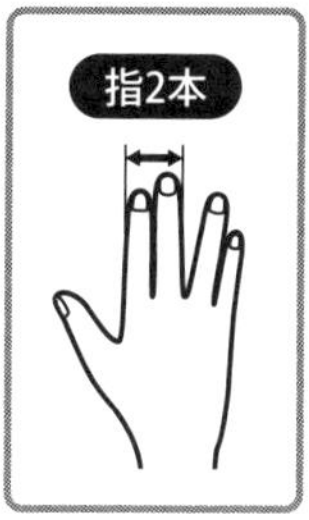

肝兪《かんゆ》

上から９番目の肋骨の下（肩甲骨の下縁から肋骨２本分下の高さ）で、背中の正中線から指2本分外側

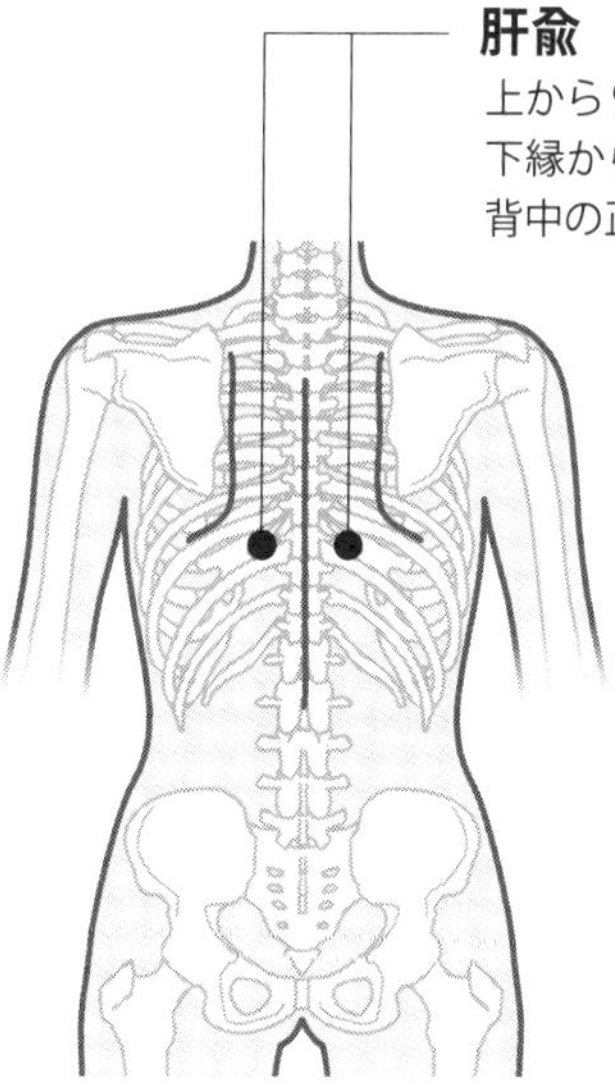

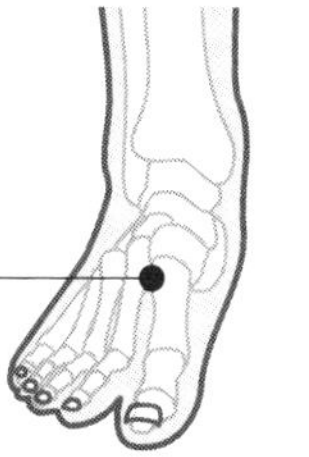

太衝《たいしょう》

足親指と人さし指の骨の分かれ目（親指と人さし指の間を指でこすり上げていくと、指の止まるところ）

図16-2　肝のツボ（疲れ目解消）

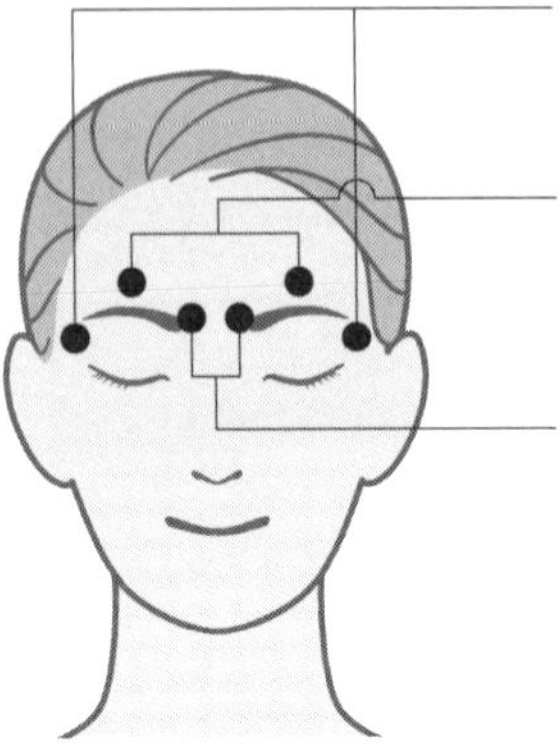

太陽《たいよう》
眉尻と目尻の中間から指1本分外側

陽白《ようはく》
眉の中央から指1本分上

攢竹《さんちく》
眉頭の内側

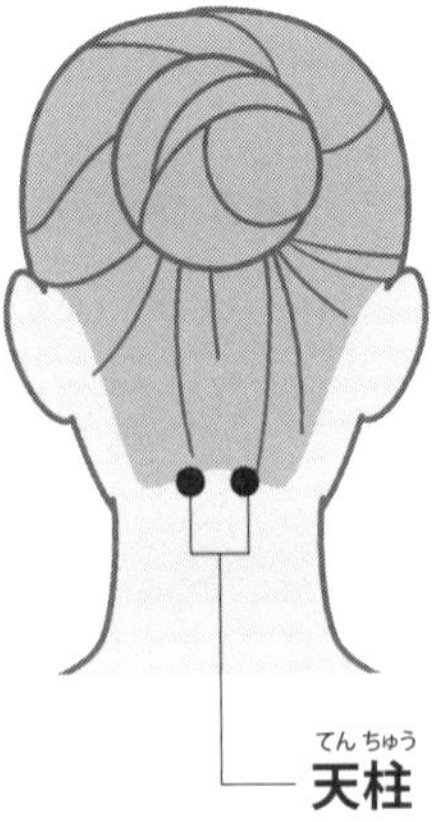

天柱《てんちゅう》
首の後ろの筋肉の外側にあるくぼみ

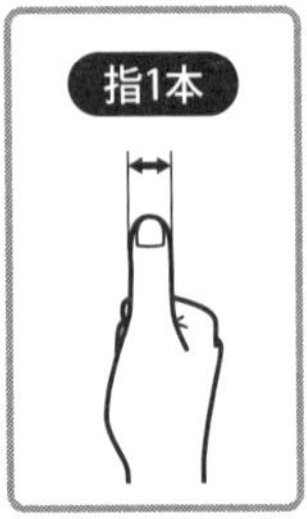

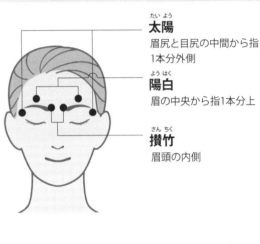

60代からの「心」を補う養生生活

――「心気」タイプの不安や睡眠障害にカラダとココロのコーピング術

漢方では「心《しん》は血脈を司《つかさど》り、神《しん》を蔵す」といいます。「神」とは人の精神や意識、思索活動など大脳の生理機能を指しているので、「心」は、血液循環をコントロールするほか、精神や意識、思考活動に関わっていると考えます（図17）。

頭が冴え、さまざまなことに機敏かつ正確に反応することができるのは、心が正常に働いていればこそ、ですね。

その**心のエネルギーである「心気《しんき》」が衰えはじめるのが、60歳から**だと『黄帝内経』には記されています。その症状としては、心臓の血液循環が悪くなることによる**動悸《どうき》、息切れ**のほか、**不眠や夢**が多くなったりします。**いい間違えや覚え違い**といった、日常生活でのいろいろな「間違い」が多くなるとともに、**度忘れや物忘れをする**ようになっていきます。また、独り言が多くなったりします。

精神的に焦燥感《しょうそうかん》をおぼえやすくなるなど、**ココロをコントロールする力が低下してく**

図17　心のしくみ

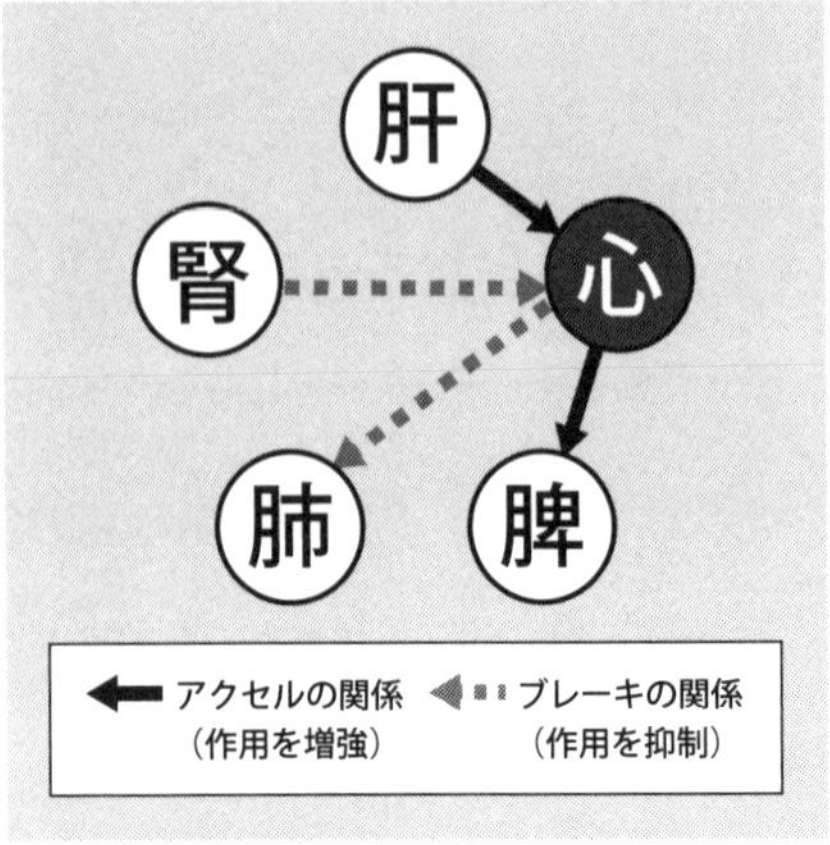

- 脾の働きを強化、肺の働きを抑制
- 肝によって働きが強化、腎によって働きが抑制
- 血（血液）を循環させる
- 睡眠のリズムを調節する
- 精神や思考活動に関わる

るのも心気の低下が関連しています。心気が減ってくると、物事を考えたり、睡眠や覚醒《かくせい》のリズムを調整するといった精神活動のコントロールがなかなかできにくくなってくるのです。

心は、ココロの若々しさを保つコントロールタワー。「病は気から」というように、ココロが老け込んで気分がふさいでしまうと、カラダにも悪い影響をおよぼしがちです。

また、心の不調は舌に反映します。**舌の先が赤くなるのは心の働きが乱れている**状態です。

生活養生 精神活動の衰えをサポート……………

◉腎と肝ケアをプラスする

脳の健康についていえば、五臓《ごぞう》のすべてが関係していますが、とくに物忘れや不眠は、精神や意識に関係している心の働きが衰えると生じる症状です。

日頃の生活にあたっては、ほかの臓と同様に、**感情をコントロールする**ことが大切になってきます。

心は、「七情《しちじょう》（喜、怒、思、悲、憂、驚、恐の7種類の感情）」の中の「喜」と関わりが深いと考えられています。**喜ぶことや、ワクワクしたりドキドキする気持ちは、適度であれば**心気が体内に巡り、血液循環の調整に関わる心にとっては、**よい影響をおよぼします。**

「笑う門《かど》には福来《きた》る」というように、笑うことで免疫力が上がることが医学的にも確認されています。60代からは大いに笑う生活を心がけたいものです。

しかし、**あまり喜びすぎないように注意する**ことを忘れてはいけません。喜ぶ度合いが過ぎると、気が過度にゆるみ、精神集中ができなくなるなど、かえって心を傷つけるといわれています。何事も過ぎたるは及ばざるがごとし、です。

さらに、脳全体の老化防止にあたっては、心気とともに、とくに脳の機能の基本的な働きをつかさどる腎気と、自律神経に関係のある肝気とをあわせた、3つのバランスを整えることが大事になります。

精神活動は心が主体となってコントロールして、自律神経の働きは肝によって調節されます。また、腎の乱れは心の働きを抑制し（相剋関係）、肝は心の働きを助けます（相生関係）。

このため、**心気のチェックリストであてはまる項目が半数以上ある場合は、腎のケアと肝のケアもあわせておこなう**といいでしょう。

食養生 心気を補い、熱を冷ます

◉苦味食材の酢味噌和え

心気を補うには、苦味《にがみ》の食材が有効です。タラの芽やフキなどの山菜、ゴーヤ（ニガウリ）、クワイ、モロヘイヤなどが苦味の食材に入ります。また、漢方薬にも使用する百合根《ゆりね》（生薬名・百合《びゃくごう》）も心を補う食材です。

苦味の食材は、春から夏にかけてとれるものが多く、体内にたまった熱をとる働きがあります。心を補うためには、これらの苦味のある食材をとるのがおすすめです。

また、心の働きを助ける**肝と関係のある酸味を取り入れる**ことで、心をいっそうサポートすることができます。山菜の酢の物などがおすすめです。

さらに、腎は心の働きを弱くさせますので、**腎と関係のある鹹味《かん》（塩辛さ）のとり方を工夫**しましょう。西洋医学でも、塩分過多は血圧上昇をもたらし心臓に負担をかけますが、これは、漢方的には、腎の心への相剋作用、すなわち悪影響としてとらえることができます。このため、塩分をとるときは心の苦味を考慮して、岩塩などにがりの入った塩をとるようにしましょう。

たとえば、山菜の酢味噌和えは、山菜は心、酢は肝、味噌は腎を補うため、心肝と腎のすべてを考慮した料理といえます。

◉薬膳食材を活用

漢方薬に使われる**「蓮子《れんし》」「蓮肉《れんにく》」は**、「ハスの実」といい、脳に関わる**心気と腎気の両方に効果がある、胃腸にやさしい食材**です。

ハスの実はみなさんにあまりなじみがないかもしれませんが、土の中にできるレンコンの、地上に咲いた花の実のことです。薬膳《やくぜん》スープや中華ちまき、月餅《げっぺい》などに用いられます。

サトイモ科の「菖蒲《しょうぶ》」や、ムクロジ科の「竜眼肉《りゅうがんにく》」も心を補う生薬です。菖蒲は菖蒲湯にして入浴するとリラックスできます。

竜眼肉はライチに似た果物で、そのままお茶受けとしても食べられますし、フルーツケーキや薬膳鍋のスープの具材としても使うことができます。竜眼肉をブレンドしたお茶を飲むのもおすすめです。

ツボ養生 ココロを落ち着かせる……………

心気を補ったり、心気が減っていることで生じる**精神活動やココロの不調に効果的なツボ**を紹介します（図18）。

●膻中《だんちゅう》／郄門《げきもん》／神門《しんもん》／労宮《ろうきゅう》

【ツボの押し方】

ツボを押すときは、３段階くらいで徐々に力を強くして、５秒くらい「痛いけれど気もちいい」程度の力で押します。その後、ふたたび３段階くらいで力を抜いていき、ジワーッと離します。これを５回くり返してみましょう。

図18　心のツボ

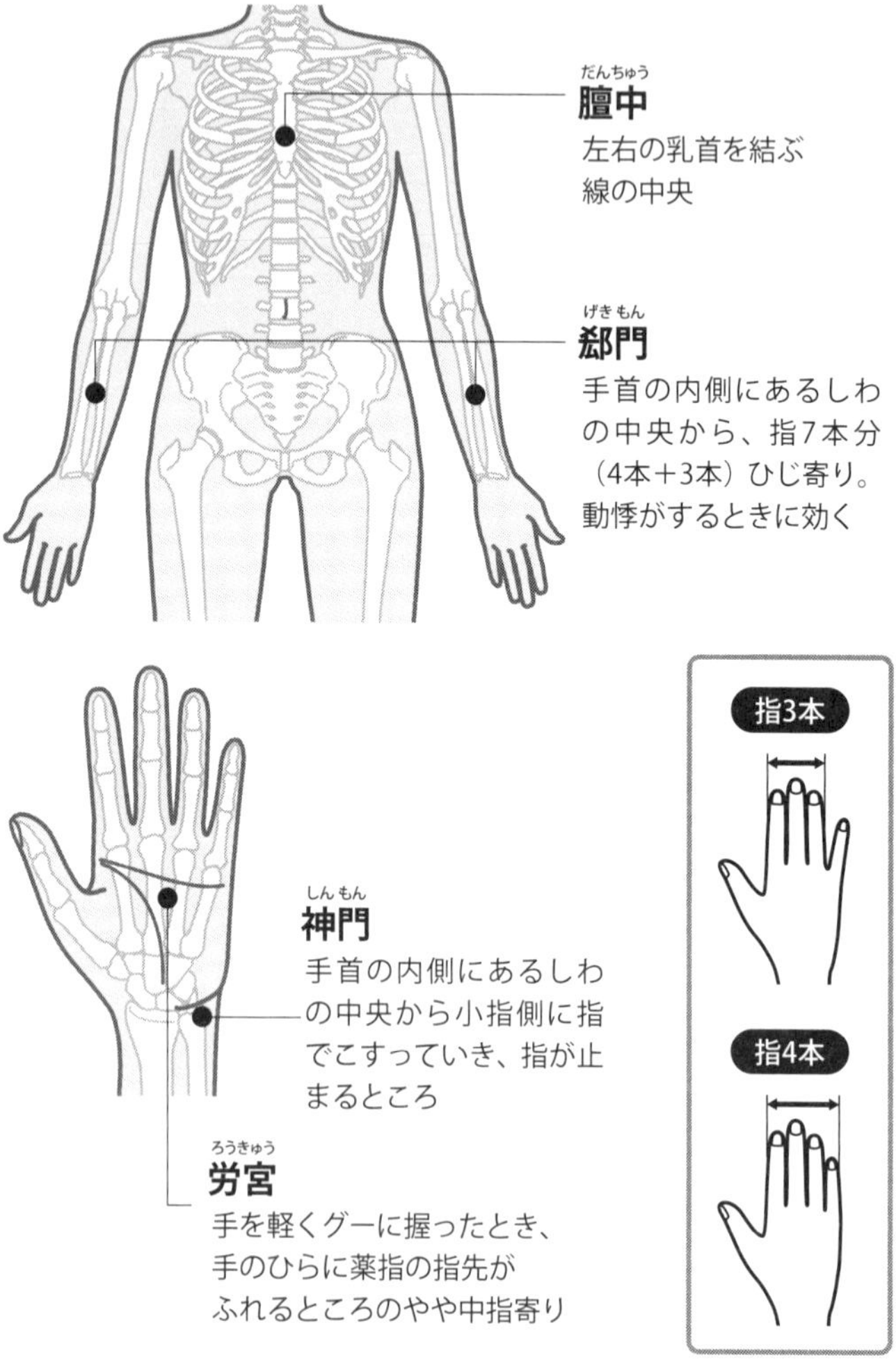
膻中《だんちゅう》
左右の乳首を結ぶ
線の中央
郄門《げきもん》
手首の内側にあるしわの中央から、指7本分（4本＋3本）ひじ寄り。動悸がするときに効く
神門《しんもん》
手首の内側にあるしわの中央から小指側に指でこすっていき、指が止まるところ
労宮《ろうきゅう》
手を軽くグーに握ったとき、手のひらに薬指の指先がふれるところのやや中指寄り
指3本
指4本

70代からの「脾」を補う養生生活
――「脾気」タイプの食べる力の低下にカラダとココロのコーピング術

「脾《ひ》」は「後天《こうてん》の気」、すなわち日々のエネルギー（生命力）をつくり出すものです。胃腸で消化・吸収された栄養素を全身に運ぶ役割を果たす、カラダ全体の元気の源《みなもと》です（図19）。

『黄帝内経』によると、この脾の力が70代になると衰えていくとされています。**年齢とともに、食にまつわる悩みや不調が多くなる**のを実感している方は多いでしょう。

炭水化物、タンパク質、脂質がいわゆる三大栄養素といわれますが、年を重ねると筋肉が減って、足腰も弱くなっていきますので、タンパク質を効率よくとることが大切になります。

最近は盛んに「高齢者もしっかり肉を食べましょう」といわれています。タンパク質が不足すると、筋肉が衰えてフレイルのリスクが高くなるだけでなく、運動機能や認知機能も低下しやすくなります。

図19　脾のしくみ

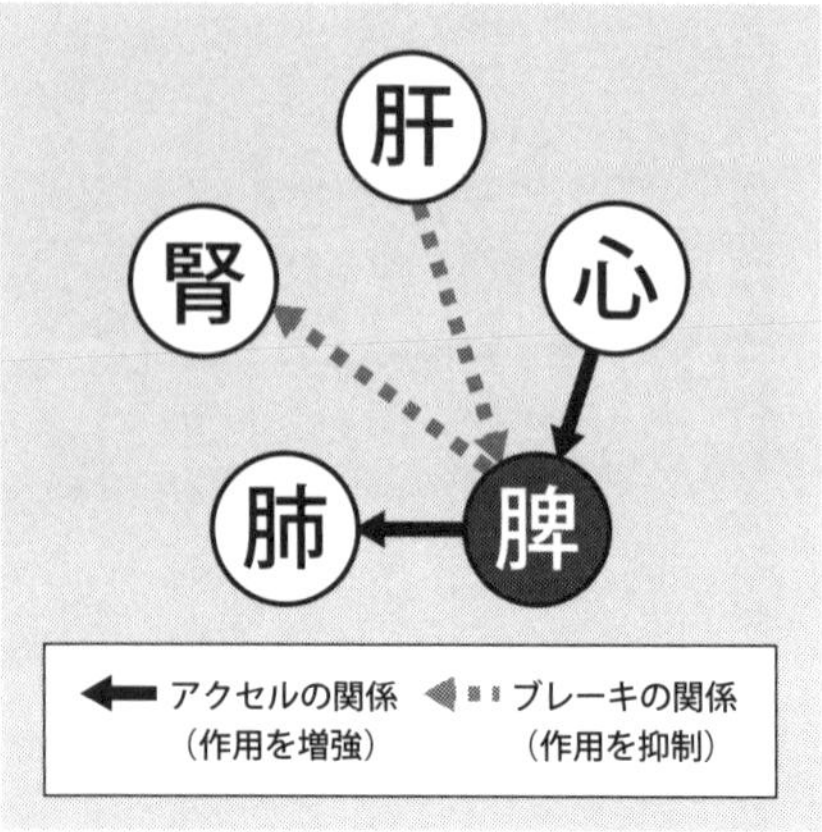

- 肺の働きを強化、腎の働きを抑制
- 心によって働きが強化、肝によって働きが抑制
- 日々生み出されるエネルギー（後天の気）を蓄える
- 消化吸収機能に関係
- 口、唇の状態にも関係

肉がおすすめされるのは、動物性タンパク質の方が効率よくとれるからです。豆腐や納豆は植物性タンパク質が豊富ですが、筋肉が必要とするタンパク質をとるには、大量に食べなくてはいけません。**年を重ねて食が細くなった人は適度に動物性タンパク質をとる**ことが推奨されています。

また、**食が進まないからといって、サラサラとお茶漬けですます食事には要注意。**こうした生活が続くと、炭水化物だけとることになってビタミンやミネラルなど微量《びりょう》元素《げんそ》が不足してきます。炭水化物を消化するにもビタミン類は欠かせません。

最近では微量元素の一つである**亜鉛《あえん》が不**

足している患者さんも多くみられます。舌がヒリヒリ痛むといった違和感や味覚の異常は、亜鉛不足の症状の場合があります。亜鉛は細胞の代謝に関わるミネラルであり、不足すると舌の味蕾《みらい》（食べ物の味を感じる小器官）の細胞に、いち早く影響があらわれるからです。

亜鉛は牡蠣《かき》をはじめ、豚レバー、牛肉の赤身、桜エビ、かたくちいわし、しらす干し、うなぎ、きな粉、アーモンドなどに多く含まれます。亜鉛は微量元素なので、不足することはあまりないのですが、少食のうえ偏った食生活をしていると、やはり足りなくなってしまうおそれがあります。

「脳腸相関」といわれるように、脳を栄養面からも支え、支配しているのは腸といえます。必要な栄養素を消化吸収しているので、腸がしっかりしていないと脳が必要とする物質や、その物質の材料が届かなくなってしまいます。**低栄養だと頭の働きもわるくなり、認知もあやしくなってしまいがち**です。

消化吸収は便通とセットであり、また**腸は人体最大の免疫器官**で（腸管免疫）、細菌やウイルスなどの異物に対する生体防御《ぼうぎょ》の役割もあります。ヒトの腸内には１００兆個の腸内細菌が存在するといわれていますので、「快腸」を保つようにしましょう。腸管免疫は、アレルギー、感染症、肥満だけでなく、最近ではがんなどにも関与すると報告されています。

生活養生　食べ物だけでなく食べ方が大事……………………

◉「おかずが先・ご飯は最後」が基本

食事の際には、食べる順番を考えて食べるようにしましょう。食も細くなり、消化の働きも衰えがちなこの年代の方は、

（1）主菜（肉や魚料理）、または副菜（野菜の煮物など）
（2）合間に汁物（味噌汁）
（3）主食（ご飯）は最後

の順番で食べるように心がけてください。

これまでのように主食を先に食べてしまうと、すぐにお腹が一杯になってしまい、主菜や副菜を残してしまいがち。炭水化物だけでお腹が一杯になってしまうと、タンパク質や食物繊維《せんい》、ビタミン、ミネラルといった栄養素がとれず、「フレイルまっしぐら」になりかねません。

◉五味のバランスをとって「腹八分目」に

とかく「粗食はダメ」「栄養をとってください」と聞くと、「食事をたくさんとろう」と「量」を意識する方がいるのですが、**大事なのは「量」ではなく、「質」**です。

貝原益軒の『養生訓』には、「食の欲」と題して、以下のような説明があります。

「胃腸虚弱の人、ことに老人は、飲食に傷《いた》められやすい。味わいのよい飲食物に向かうときは、我慢《がまん》すべきである。節度を越えてはならない。心弱くては欲に克《か》てない。心強くして欲に克つべし」

脾気《ひき》が衰える70歳からは、食欲だけで食べていては、かえって脾気が下がり、老化を早めてしまう危険性を指摘しています。**年齢を経るごとに「食を少なめにすべき」**という教えです。

満腹になるまで食べることが老化を早め、寿命を縮め、長寿の大敵であることは研究結果からも明らかになっています。

また、貝原は「美味、珍味の食べ物が出てきても、腹八、九分でやめなさい。十分に飽食すると、あとで災いとなる」と述べています。先にも述べましたが、食べる量は、**満腹になるまで食べない「腹八分目」が基本**です。

食事の内容として、「ご飯はよく人を養うものであるが、一方でまたよく人を害するものである。ご飯を多く食べれば胃腸を害し、元気をふさぐ」として、たとえば、

- おかずがたくさんある場合は、ご飯をいつもの半分にする
- 食事のあと、茶菓子をとりたいときは、あらかじめご飯を減らしておく

など具体的な食事の仕方を示しています。

さらに、**酸味、苦味、甘味、辛味、鹹味（塩辛い味）の「五味」をバランスよくとる**こともすすめています。では五味のバランスを考えず、好きなように食べるとどうなる

でしょうか。

酸味が強いと気が縮まり、苦味が過ぎると胃腸の正気を損じ、甘いものが多いと腹が張って痛くなり、辛いものが過度になると上気して気が減り、鹹味が強いと血が乾き、喉《のど》が渇《かわ》いて水分を多くとると湿を生じて胃腸を傷める、という具合になってしまいます。

◉たまには一食抜いて空腹感を持つ

とはいえ、脾が衰え、日中でさえもなかなか消化がうまくいかない70代になると、食が細くなって朝・昼・夕と三度の食事が苦痛になる人もいるでしょう。

大丈夫、「一日三食」にこだわる必要はありません。貝原は、こんな風に言っています。

「朝食がまだ消化していなければ、昼食をとってはいけない。菓子などの間食をとってもいけない。昼食がまだ消化していなければ、夕食を食べてはいけない。前夜の夕食がまだ滞っていれば、朝食をとってはいけない。次の食事をとりたいときは、量を半分に減らし、酒や肉は絶つべきである。とくに婦人は、食が滞っているにもかかわらず、早めに食事を勧めるから、病が重くなってしまう」

消化が悪いようなら無理に三食食べず、たまには「食事を抜くことも必要」というのです。

前の食事の消化が終わっていない段階で、また食事をして胃腸に食べ物を入れてしまうと、消化がさらに滞ってしまいます。一食抜くことで、胃腸に消化をするための時間的な猶予《ゆうよ》を与えてあげましょう。

さらに「とりわけ食べすぎや食あたりなどは、一日、二日食べなくても害はない。邪《じゃ》気《き》（体内の悪いもの、余分なもの）が滞って、腹が満ちているからである」とも述べています。

自分のペースで、お腹が空いてから、しっかりと栄養のあるものを食べることが大切です。食べられない人は、まず食べることを重視して、消化のいいおじやなどから始めましょう。

気を補うのは食事と睡眠であり、自分の状態に合わせて、自分でコントロールしやすいのは食事です。**「食べる力」は養生の基本**ですので、自分の脾の状態に合った食事のコントロールを重視しましょう。

食養生 NG食と甘味のとり方

◎NG食、カラダを温める・冷やす食材

胃もたれしやすい、あるいは食が細くなってきたという自覚がある人は、**「何を食べるか」でなく「何を食べないか」**、すなわち「NG食」を意識してください。

具体的には、**「脂っこいもの・甘いもの・生もの・冷たいもの・辛いもの」をとりすぎないようにする**ことです。それぞれの最初の音をとって、「あ・あ・な・つ・か（ああ夏か）」と覚えましょう。

「あ・あ・な・つ・か」の食材は、胃腸に負担がかかり、脾を低下させる要因となります。疲れているときや食欲のないときには、いっそう調子が悪くなってしまいます。

とくに、**生もの、冷たいものについては、カラダを冷やすことにもなり、老化の「陽から陰へ」の流れを助長するリスク**があります。

薬膳料理は、食材には「カラダを温めるもの」「冷やすもの」「温める・冷やす作用がないもの」があるという考え方が基本になっています。

カラダを温めるものは、寒い季節や寒冷地域でとれる食材や、精製されていないものに多く、逆にカラダを冷やすものは、暑い季節や温暖な場所でとれる食材や、精製されているものに多くなります。以下の食材リストを参考にしてください。

○カラダを温める食材

【野菜類】うど、かぶ、かぼちゃ、しそ、シナモン、しょうが、たまねぎ、長ねぎ、にら、にんにく、みょうが、よもぎ、らっきょう

【穀類】もち米

【果実・ナッツ類】栗、くるみ、さくらんぼ、ナツメ、松の実、もも、ライチ

【肉類・卵】鶏肉、羊肉

【魚介類】あじ、えび、さけ（鮭）

【その他】黒砂糖、酢、味噌、紅茶、コーヒー

○温める・冷やす作用がない食材

【野菜類】 小豆、キャベツ、黒きくらげ、黒豆、里芋、さやえんどう、しいたけ、じゃがいも、春菊、白きくらげ、そらまめ、大豆、チンゲン菜、とうもろこし、にんじん、白菜、ピーマン、ブロッコリー、みつば、山芋

【穀類】 米

【果実・ナッツ類】 いちじく、クコの実、ごま（黒ごま）、パイナップル、ピーナッツ、ぶどう

【肉類・卵】 卵（卵黄）、牛肉、豚肉

【魚介類】 いか、うなぎ、牡蠣、かつお、さば、たら

【その他】 牛乳、チーズ、はちみつ

○カラダを冷やす食材

【野菜類】 アスパラガス、きゅうり、セロリ、だいこん、たけのこ、冬瓜、トマト、なす、ゴーヤ、ほうれんそう、ミント

【穀類】 粟《あわ》、大麦、小麦、そば、はと麦

【果実・ナッツ類】いちご、オレンジ、柿、キウイフルーツ、すいか、梨、バナナ、びわ、みかん、メロン、ゆず

【肉類・卵】馬肉

【魚介類】あさり、海藻、かに、昆布、しじみ、たこ、のり、はまぐり

【その他】こんにゃく、豆腐、緑茶

カラダを冷やす食材であっても、温かくして食べることで冷やす作用が弱くなるので、「食べる温活」では調理方法を工夫して上手に食べましょう。

たとえば、冬にトマトを食べたいけれど、カラダを冷やしてしまうのが心配な場合は、「トマトおでん」などにして温めて食べることで、冷やす作用を弱めることができます。

● 甘味には塩辛い味をプラス

「あ・あ・な・つ・か」の「甘いもの」はNG食と書きましたが、じつは漢方では、甘いものを含めた「甘味」は、もともとは脾の働きを助けると考えられています。

日常生活の中で、疲れたときなど、ちょっと甘いものを食べたくなるときはありませんか。これは、医学的にも理にかなっていて、脾気が衰えているエネルギー不足のカラダは、手っ取り早くエネルギーを補おうと、エネルギーになりやすい甘いものを欲するようになるのです。

また、甘味はイライラしているときにとると、気分を安定させ、気持ちを落ち着かせる働きもあります。

ただ、問題なのは、**甘味をとりすぎると、腎にダメージを与えてしまう**ことです。

ここでも「過ぎたるは及ばざるがごとし」で、せっかく脾気を補おうと甘味をとっても、必要以上の量をとってしまうと腎気を減らしてしまい、結果的にカラダ全体のエネルギーが落ちてしまうことになります。

メリットとデメリットの両方をあわせ持つ**甘味を上手にとるためには、腎の働きを助ける「塩辛い味」を添える**場合があります。

たとえば、小豆を砂糖で甘く煮た「ぜんざい」。小豆は水太りやむくみ、吹き出物の解消に効果があるといわれ、あんこを煮るときに少し塩を入れると甘味が引き立ちますが、漢方的には脾と腎とのバランスをとっていると解釈することができます。

お店でぜんざいを注文した際に、塩辛い味に入る塩昆布が添えられているのには、意味があるのです。

ツボ養生　胃腸を整える

脾気を補ったり、脾気が減っていることで生じる**胃腸虚弱などの不調に効果的なツボ**を紹介します（図20）。

●三陰交《さんいんこう》／足三里《あしさんり》／脾兪《ひゆ》／中脘《ちゅうかん》

【ツボの押し方】

ツボを押すときは、3段階くらいで徐々に力を強くして、5秒くらい「痛いけれど気もちいい」程度の力で押します。その後、ふたたび3段階くらいで力を抜いていき、ジワーッと離します。これを5回くり返してみましょう。

図20　脾のツボ

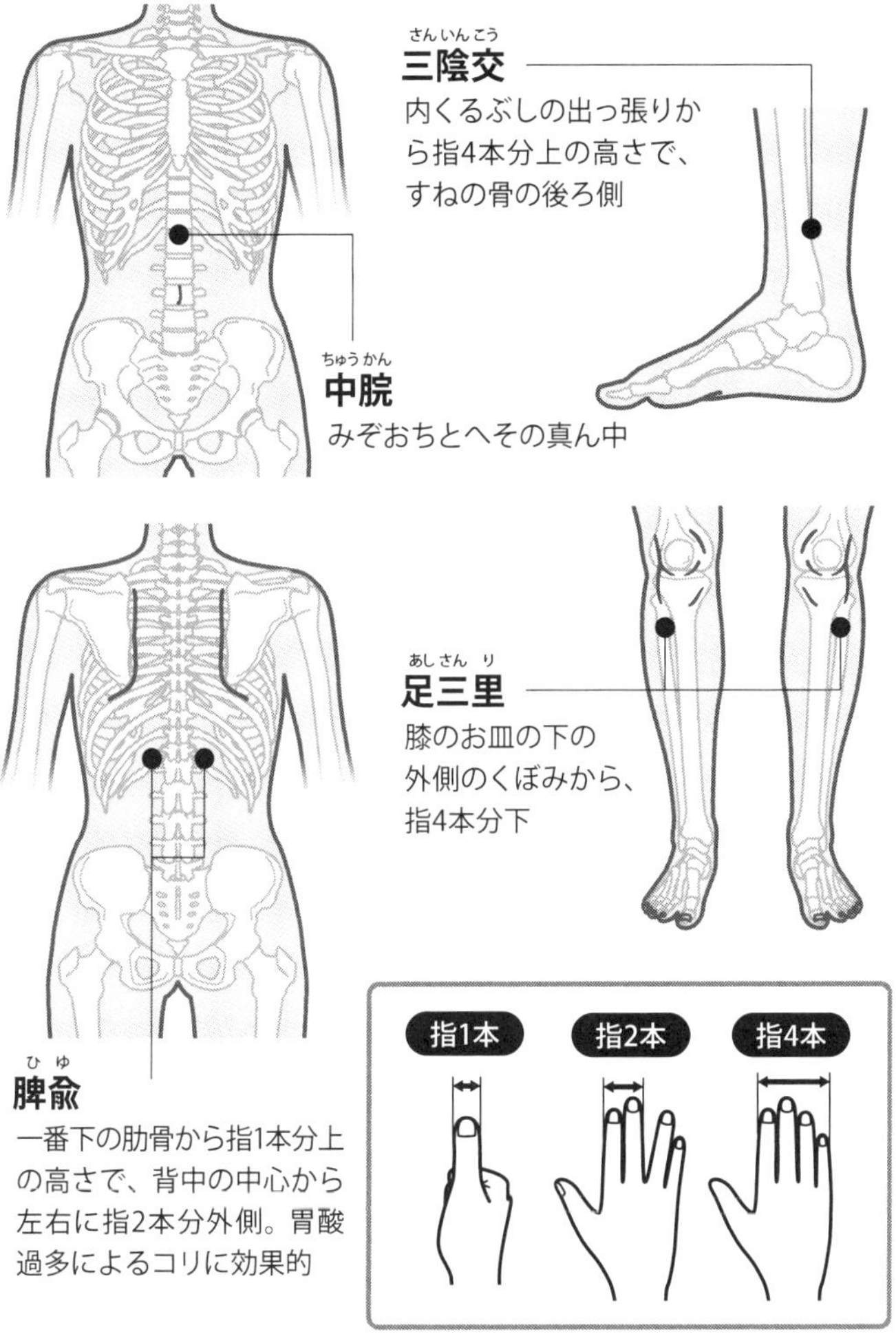
三陰交《さんいんこう》
内くるぶしの出っ張りから指4本分上の高さで、すねの骨の後ろ側
中脘《ちゅうかん》
みぞおちとへその真ん中
足三里《あしさんり》
膝のお皿の下の外側のくぼみから、指4本分下
脾兪《ひゆ》
一番下の肋骨から指1本分上の高さで、背中の中心から左右に指2本分外側。胃酸過多によるコリに効果的
指1本
指2本
指4本

80代からの「肺」を補う養生生活
――「肺気」タイプの風邪・肺炎予防にカラダとココロのコーピング術

五臓の「肺」は、呼吸器全般をつかさどる働きをしています。空気中の清気《せいき》（きれいな空気）を吸い込み、体内を巡って汚れた濁気《だくき》を排出します。呼吸によって吸い込まれた気（エネルギー）は体内に取り込まれるので、肺は気をカラダ全体に運び巡らす役割があります（図21）。

また、気だけでなく水《すい》をカラダの上方に巡らせ下方に下ろしたりするほか、暑さ、寒さ、湿気などの外邪《がいじゃ》（病気を引き起こす要因）の侵入を防ぐための「衛気《えき》」という気を巡らせる防衛機能も担うとされています。

呼吸器は免疫の第一関門であり、**80代から肺が不調になると、**カラダの上方で水が停滞するため、痰《たん》がからんだり咳が出やすくなるといった症状をはじめ、外邪に対して無防備になって、**風邪をひきやすくなったり、肺炎にもかかりやすくなります。**

また、年を重ねると症状にメリハリがなくなるので、風邪をひきやすく、ひどくなら

図21　肺のしくみ

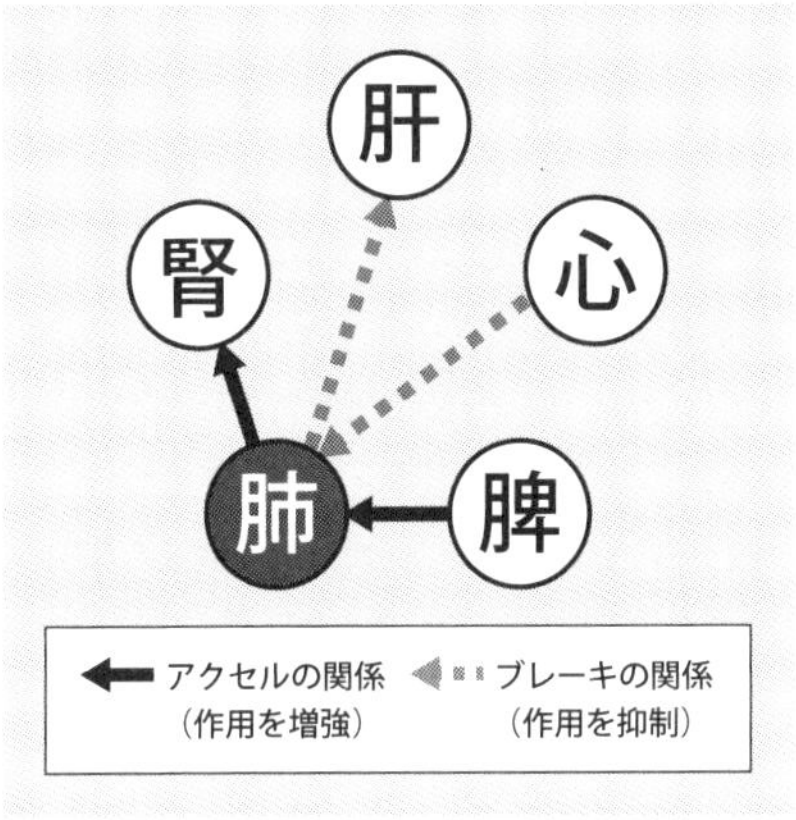

- 腎の働きを強化、肝の働きを抑制
- 脾によって働きが強化、心によって働きが抑制
- 気を全身に運び巡らす役割
- 呼吸機能や水分代謝に関係
- 鼻、皮膚の状態にも関係

ないけれども、すっかり治りきるわけでもない、という状態になりがちです。

第1章の五臓の弱点チェックリストに「肌が荒れやすくなった」「湿疹《しっしん》ができやすくなった」などの項目があるように、肺は皮膚の働きにも関与するので、**肺の働きが衰えると肌荒れになりやすい**という意外な関係もあります。

『黄帝内経（霊枢《れいすう》）』では、肺は「大腸（六腑《ろっぷ》の一つ）」と相応し、大腸は外は皮膚と応じていると記載されています。肺は皮膚と相応し、また大腸にも相合しているとの記載もあり、さらに、『黄帝内経（素《そ》問《もん》）』には、経絡《けいらく》である「手の陽明大腸経《ようめいだいちょうけい》と手の太陰肺経《たいいんはいけい》とは表裏の関係である」と述べられています。

つまり、五臓六腑では、肺と大腸が表裏一体の関係を成していて、大腸の状態は皮膚に反映されると考えられます。

このため、漢方では肺の処方を大腸の病気である痔《じ》に使用したり、皮膚の疾患に対して便通を整えたり、腸内環境を整える治療をします。

また、風邪をひくと肌の調子も悪くなり、肌が荒れたりします。このときの肌荒れは、いくら化粧品や保湿クリームでケアしたとしても、風邪じたいを治さないと改善しません。

たとえば、首のあたりにできた湿疹で外用薬を塗ってもなかなか治らず、扁桃炎《へんとうえん》や咳などの症状がある場合には、**咳に効く漢方薬を使うことで、咳だけでなく、首の発疹も改善**することがしばしばあります。

肺すなわち**呼吸器系と肌や便通状態は、**一見すると無関係のように思えますが、じつは**深い関係がある**のです。

生活養生 風邪の予防につとめる……………………

◎早めの養生で老化を進めない

五臓の弱点チェックリストに「風邪をひきやすくなった」「風邪が治りにくくなった」とあるように、肺の機能の衰えによるエネルギー（肺気）低下のために、患者さんのなかには毎月のように風邪をひく方もいます。

風邪が抜けきらず常態化していたり、咳が続く状態は無駄な気を使っていることになるため、やはり治すべきです。

風邪のひきはじめには、咳や鼻水がすぐに出る、喉が痛くなるといった前兆があるので、その段階で養生することが老化を早めないコツです。なぜなら、**風邪をひいている長さと老化の進み具合は比例している**からです。

『黄帝内経（素問）』には、風邪になった場合に治るまでの日数が書かれています。気（エネルギー）が十分にあり、抵抗力のある青年で3日、中年は気が少し衰えているので5日、老年や気の不足している人だと7日かかる、とのこと。

風邪を治すのにもエネルギーが必要ですから、老化が進んでエネルギーが減少した人は風邪が治るまでの時間がよけいかかる、という意味です。

「風邪は万病のもと」といいます。さらにいえば**「長引く風邪は老化のもと」**です。エネルギーボールが小さくなっていく世代は、早め早めに養生するにこしたことはありません。

◉「こまめ＋先手」ケアで冷えに対処

風邪をひかないための基本的な養生は、免疫力を高めることです。免疫とは、「疫《えき》（伝染性疾患）を免《まぬか》れる」。つまり、病気にならないようにするという意味です。日頃から、食事をきちんととる、夜更かしをしない、といった生活習慣に加えて、**カラダを冷やさない**ようにしてください。

「着る温活」としては、下着をきちんと着け、とくにお腹《なか》まわりを温めるよう、薄手の腹巻をしたり、重ね着をして衣服のまわりに暖かい空気の層をつくり、乾燥した外気が皮膚に触れないようにしましょう。

ただ、80代ともなると、カラダは新陳代謝《しんちんたいしゃ》が低下する「陰」の状態になっているため、こうした外からのケア（厚着）だけではなかなかカラダが温まりにくいものです。

年を重ねると、風邪をひいてしまったときも回復までに時間がかかるので、ひく前の「ちょっといつもより寒く感じる」「ちょっといつもよりもだるく感じる」など、**ちょっとした違和感・変化を感じたときに、「こまめに」対応する＋不調が生じる前に対処する「先手」ケア**で養生することがポイントです。

食事ではねぎやしょうがといった、**カラダを温める作用がある食材をとって、カラダの中からも温める**ようにすることが大切です。

味噌汁には定番のねぎだけでなく、しょうがのすり下ろしを入れてみましょう。生のしょうがをすり下ろして煮立てると、煮込む時間によって濃さをお好みで調整できます。

また、しょうがのすり下ろしをお湯や紅茶に入れてしょうが湯やジンジャーティーとして飲むのもいいでしょう。すったしょうがを少し煮て、はちみつや黒砂糖で甘味をつけると飲みやすくなります。

ねぎとしょうがは、肺気を養う食材です。スーパーで手軽に買えて風邪予防にも効く便利な食材ですから、常備しておきましょう。

◉意識して声を出す

肺の呼吸機能を維持し、誤嚥《ごえん》性肺炎などを避けるには、声を出すことが有効です。**人と会話したり、音読やカラオケで歌ったりする**のがいいですね。コロナ禍《か》では、家に閉じこもって人と会話しないケースが増えたので、喉や呼吸器の機能が衰えた人は少なくないと思われます。

廃用《はいよう》症候群という言葉を聞いたことがあるでしょうか。使わなくなった機能は衰えていくという意味です。声を出すことも同じ。しゃべったり歌ったりして声帯や腹式呼吸で横隔膜《おうかくまく》を使うなどして、意識して声を出しましょう。

食養生 刺激のある辛味をとる

◎酸味の食材を添える

肺気を補うのは、辛味の食材です。辛味は香辛《こうしん》料など刺激性のある味のことで、辛い物を食べると汗をかいたりしますね。辛味の食材には、ねぎ、しょうが、わさびなどの薬味のほか、だいこん、たまねぎ、しそなどがあげられます。

ただ、ほかの五臓と同様、いくら肺気を補う辛味食材であっても、食べすぎはブレーキの関係にある肝気にダメージを与えてしまいます。

辛味の食材をとるときには、肝気を保護する酸味の食材を添えるといいでしょう。

たとえば、辛味の代表といえる料理であるカレーを食べるときに、甘酢漬けのらっきょうを添えているのは、辛味と酸味のバランスをとっていることになっているのです。

辛味の日本酒のおつまみとして、酢の物をとったりすることもおすすめです。

◉「百果の長」の梨、「医者いらず」の柿

中国で「百果の長」と呼ばれ珍重されていた梨や、「赤くなると医者が青くなる」といわれる柿も、辛味と同じく肺を補います。いずれも喉の渇《かわ》きを止め、乾燥による呼吸器系の働きを助ける役割があります。

梨の仲間であるかりんも、喉飴《あめ》に使われているように、咳止めやぜんそくに効果があるといわれています。

ただ、**梨や柿はカラダを冷やす性質**があります。カラダを冷やす食材でも、**火にかけることでその作用が弱まります。**梨のコンポートなど、調理方法を工夫して、上手に取り入れてみてください。

あんずや金柑《きんかん》をはちみつにつけるのもおすすめです。はちみつは肺にいいといわれています。また、肺の働きを高めるぎんなんをお吸い物や茶わん蒸しに入れて食べるのもいいでしょう。

ツボ養生 風邪の症状に効く……………………

肺気を補ったり、肺気が減っていることで生じる**風邪や咳などの不調に効果的なツボ**を紹介します（図22）。

●肩髃《けんぐう》／尺沢《しゃくたく》／風門《ふうもん》／上星《じょうせい》／中府《ちゅうふ》

【ツボの押し方】

ツボを押すときは、3段階くらいで徐々に力を強くして、5秒くらい「痛いけれど気もちいい」程度の力で押します。その後、ふたたび3段階くらいで力を抜いていき、ジワーッと離します。これを5回くり返してみましょう。

図22-1　肺のツボ

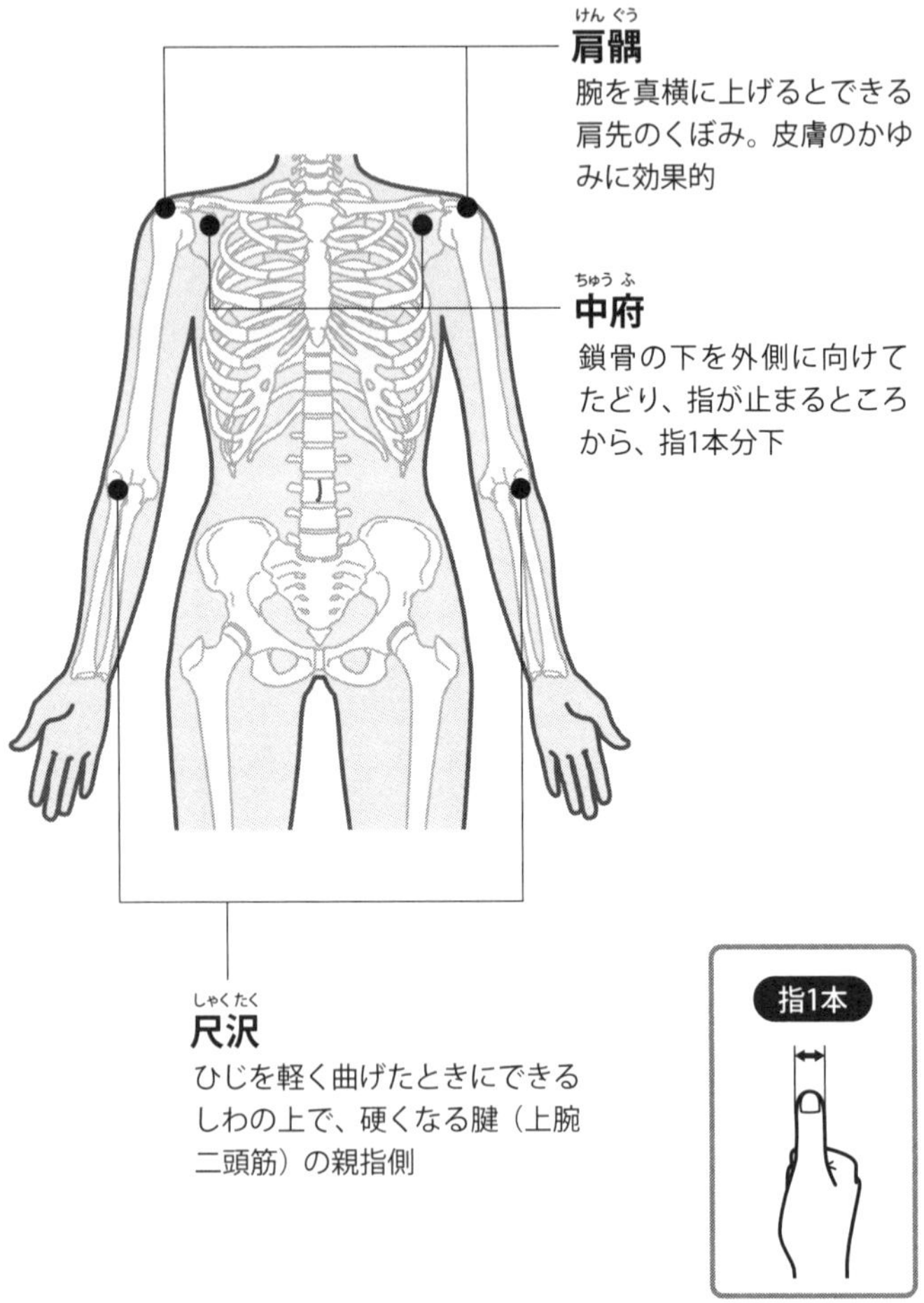
肩髃《けんぐう》
腕を真横に上げるとできる肩先のくぼみ。皮膚のかゆみに効果的
中府《ちゅうふ》
鎖骨の下を外側に向けてたどり、指が止まるところから、指1本分下
尺沢《しゃくたく》
ひじを軽く曲げたときにできるしわの上で、硬くなる腱（上腕二頭筋）の親指側
指1本

図22-2　肺のツボ

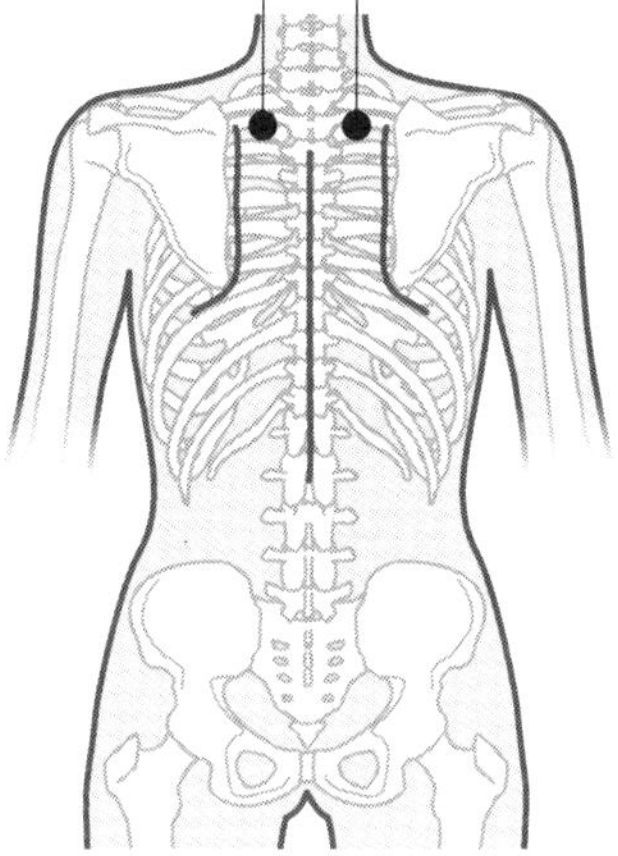

風門《ふうもん》

首を前に曲げたときの首の付け根に大きく出っ張る骨の突起を探す。その突起から2個分下がり、そこから指2本分外側。風邪をひきやすい人はここを温めるといい

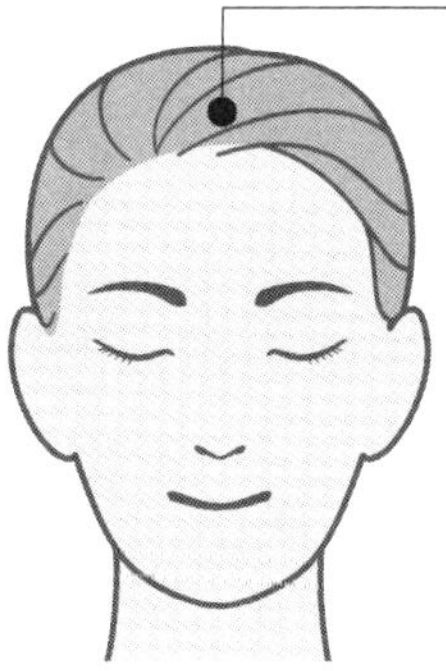

上星《じょうせい》

髪の生え際中央から指1本後ろで、鼻に響くところ。鼻づまりに効く

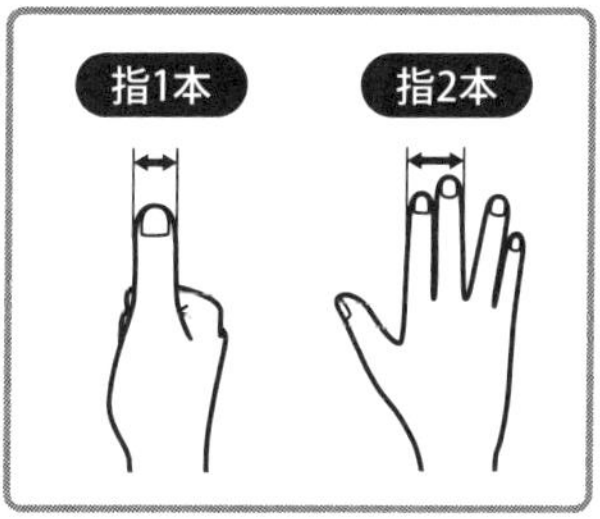

90代からの「腎」を補う養生生活
――「腎気」タイプのエネルギー枯れにカラダとココロのコーピング術

「腎《じん》」のエネルギーである「腎気《じんき》」は、人間が生きるうえで必要なパワーの源です。その機能は、

（1）西洋医学における腎臓機能
（2）成長・発育・老化に関与
（3）カラダ全体を温める
（4）生殖機能などのホルモン（内分泌）系
（5）水分代謝
（6）骨、呼吸などに関与

と多岐《たき》にわたり、まさしく活力に満ちた生命活動のために重要な役割を果たしていま

図23　腎のしくみ

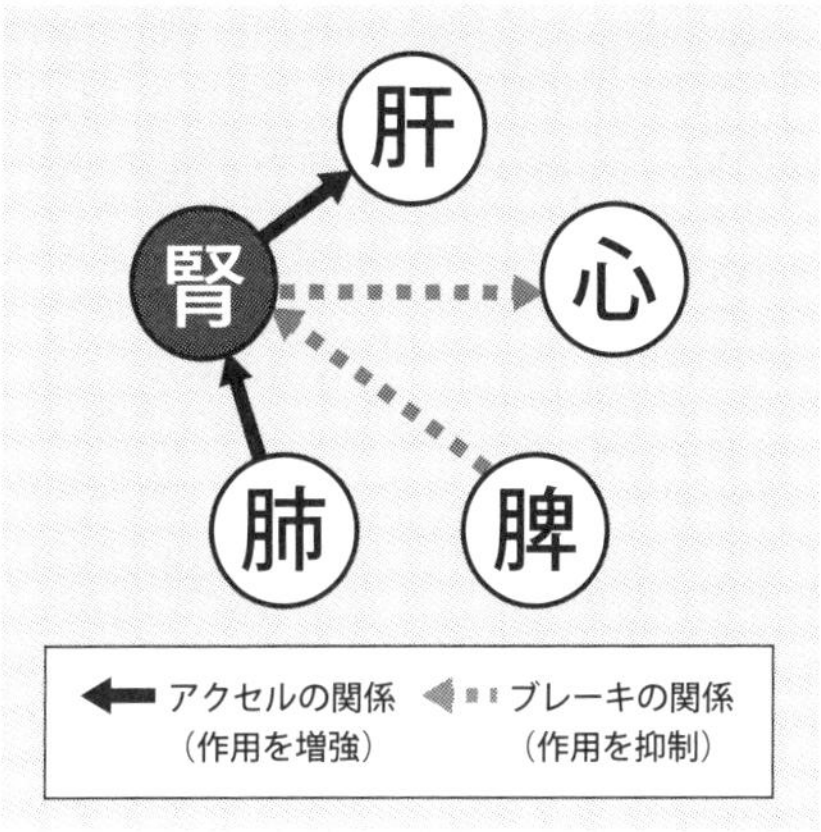

- 肝の働きを強化、心の働きを抑制
- 肺によって働きが強化、脾によって働きが抑制
- 親からもらったエネルギー（先天の気）を蓄える
- 成長、発育、生殖、老化に関係
- 耳、骨、髪、歯の状態にも関係

す（図23）。

『黄帝内経』には、「90歳になると、腎気が枯渇《こかつ》し、血気《けっき》もなくなってしまう」とありますが、腎に蓄えられた「先天の気（生まれたときから持っているエネルギー）」は総量が限られており、それがすべてなくなってしまうことは、死を意味します。したがって**「先天の気」をできるだけ減らさないようにする**のが養生の基本です。

若い頃からハードワークを重ねていたり、ストレスが多い生活を続けたり、腎のエネルギーをすり減らしやすい環境にあった人は、50歳を過ぎて突然、**「一気に老け込んだ感じ」になってしまう**ことがあります。

これは、先の『黄帝内経』の一節に「腎

気が枯渇し」とあったような、**腎のエネルギーや若々しさがなくなってしまった状態**であり、そのまま放っておくと老化が早まるおそれがあります。

腎は、意外なところでは歯にも関わっています。「８０２０運動（80歳で20本以上自分の歯を保つこ）」という言葉を聞いたことがある方も多いと思いますが、歯が悪いとうまく食べられなくなり、痩せてしまうパターンが60代頃から増えています。

また、歯は歯の問題だけでなく、**歯が悪いと胃腸、肩こりなど全身に影響**が出ます。腎の力は歯に負うところ大で、**歯がいい人は腎の力も強い**といえます。

呼吸で働くのは肺だけではなく、腎も関係があります。呼吸する際、肺は「呼（息を吐くこと）」と「吸（息を吸うこと）」の両方を担っていますが、「吸」で深く吸い込む力は腎が役割を担っています。

したがって**腎が衰えてくると、深呼吸して深く気を吸い込む力も弱まってしまいます。**実際、私は、普通の呼吸器系の治療ではよくならず、ずっと咳をしていた患者さんに、「八味丸《はちみがん》」という腎の漢方薬を処方してずいぶんよくなったことを経験して、症例を報告しています。

生活養生 「守り」と「攻め」の腎ケア……………

◉老化の最大の防御「レギュラー・ライフ力」

腎気のピークは、女性は28歳、男性は32歳で迎えますので、それ以後は「いかに腎気の減りをゆるやかにするか」がポイントとなります。

日常生活で腎気を減らすことになるのは、夜更かしや睡眠不足、過労、性生活の回数の多さなどです。逆に**腎気を減らさないようにするには、規則正しい生活を心がけること**に尽きます。

「規則正しい日常生活を毎日送ることができる」のは、じつは「その人の能力」とさえいえるかもしれません。

日々、外出したり、来客があったり、食事時間が遅くなったり、つい夜更かしをしてしまったり、と大なり小なりの出来事や変化があります。そのなかで、「規則正しい生活を毎日送る」ことは、簡単なようで意外とむずかしいものです。

健康のための基本的な習慣は、「快食・快眠・快便」。いたって当然のことのように思えるかもしれませんが、これまでを振り返ってみれば、けっこう不養生をしていたこともあるでしょう。それが老化を早める一因にもなっていたのです。

「規則正しい」は英語で「レギュラー（regular）」。反対の「不規則」は「イレギュラー（irregular）」といいます。**生活リズムを崩さず、規則正しい生活をする能力が「レギュラー・ライフ力」**です。

高齢になるほど、いったん不摂生《ふせっせい》をしたら、なかなか挽回《ばんかい》できにくいもの。イレギュラーを避け、毎日の生活リズムを崩さないように心がけてください。

◉成長ホルモンを出すための睡眠と筋トレ

腎はピーク以降に減っていくものですが、腎を無駄に減らさないだけでなく、維持または増やすために積極的な腎ケアをして、**「成長ホルモンをいかに出すか」**がポイントになります。

成長ホルモンは子どもや若者だけのものではありません。量こそ少なくなりますが、何歳になっても分泌されます。また、**自分で増やすことも可能**です。

成長ホルモンは成長をうながすだけでなく、筋肉量を増やし、骨や皮膚を強くする作用のほか、脂質《ししつ》代謝をうながし中性脂肪の分解を助ける働きもあります。

というのも、筋肉も骨も毎日少しずつ分解されては、新しく再生されており、その際に成長ホルモンが必要になるため。分泌が衰えると、第5章で説明するようなフレイルやサルコペニアになってしまいます。

成長ホルモンの分泌をつかさどる腎の機能が高まるためには、**「質のよい睡眠」と「筋トレ」**が重要です。

筋トレとはスクワットなど短時間で筋肉が疲労するような運動のことと先述しました。ウォーキングのような長時間する運動とは違います。スクワットなどで筋肉がプルプルしてくるのは、成長ホルモンが出てくる準備なのだと覚えておいてください。ただし、何事もほどほどに、です。

デイサービスなどでは高齢者向け運動として、80代、90代の方にもスクワットなどを指導しています。もちろん転倒しないよう、何かにつかまりながらといった配慮をしたうえでの運動です。

いくつになっても動けるうちは、自宅でもおっくうがらずに**まめに立ったり座ったりして、ちょこちょこ運動**を心がけてください。


そして成長ホルモンが最も分泌されるのは夜、睡眠中です。就寝後1時間以上たった後の深い睡眠のときに分泌され、逆に浅い睡眠（レム睡眠）では分泌が抑制されます。成長ホルモンをしっかり分泌するためのゴールデンタイムは「午前1時から3時」であり、この時間帯に深い眠りの状態であることが重要です。ちょこちょこ細切れ睡眠よりも、まとまった睡眠時間が必要であり、**午前0時前に寝ること**が腎のケアとして非常に大切です。

いまは不眠が国民病とまでいわれる時代です。高齢になると眠りが浅い、夜中に何度も起きてしまうなどのお悩みが多くなります。

ですが、私は、**睡眠時間も**運動と同じく**「いまの自分にとってのほどほど」を知ること**が大切で、「きちんと休息できた」という感覚を大事にしていただきたいと思います。もし夜に睡眠不足を感じたら、短時間の昼寝で補いましょう。

図24　丹田に力を入れたよい姿勢

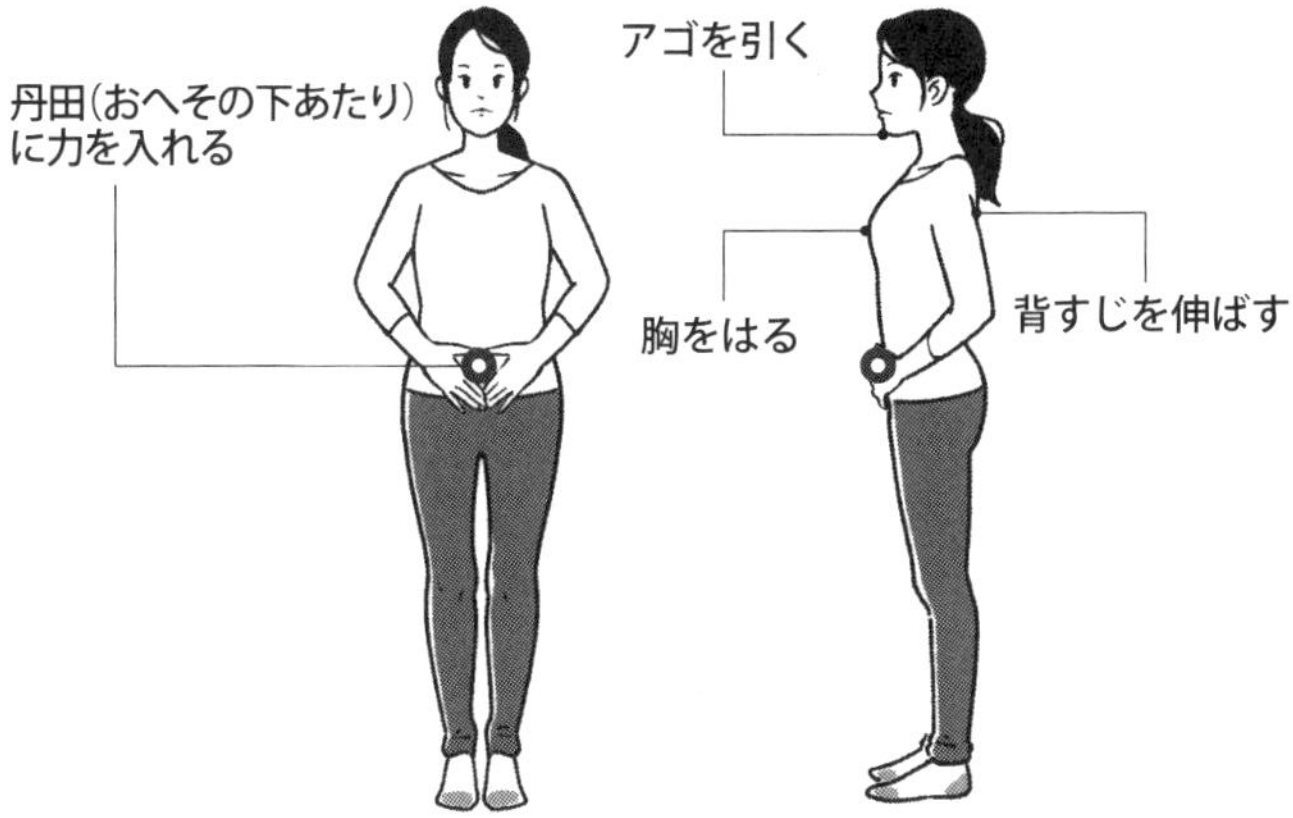

姿勢を整える

そしてもう一つ。姿勢はとても大切です。ちょっと具合がわるいときでも、意識して「丹田《たんでん》（おへその少し下）」に力を入れてちゃんと立つようにすると、カラダが整ってシャキッとします（図24）。

イライラしたり、ふらふらしたりするのは、丹田に気が集まっていなくて、気が上に昇っているためです。腹式呼吸をすることで丹田に気を集めるようにすると、下腹部に力が入り、お腹がポコっと出ることもなく姿勢が整い、さらに気を補うことで疲れもとれます。

◉「驚・恐」の感情コントロールで自分を守る

漢方では、五臓は感情と関係が深いと考えています。たとえば、驚く度合いが過ぎると、腎を傷つけ精神が不安定になります。また、恐れすぎても腎を傷つけ、失禁などを訴えるようになります。

そのため、腎のエネルギーを減らさないようするには、**過度に驚いたり、恐れることを避けるように**しなければなりません。

２０１９年末から新型コロナウイルスのパンデミックで、世界中が大混乱に陥りました。日本では外出自粛《じしゅく》が要請され、感染を恐れて家にこもった方も大勢いました。とくに高齢で持病を抱える方々は、コロナの感染力に驚き、未知の感染症への恐怖にさらされつづけた日々だったと思います。

コロナ禍がようやく一段落したかと思ったら、ロシアのウクライナ侵攻やパレスチナ問題など、戦争の痛ましいニュースが日々飛び交うようになりました。

現代は情報過多の時代です。情報過多が悪いのではなく、情報を受け取る側が、自分にとって必要な情報を取捨選択する必要があります。

過度な驚きや恐れは腎のエネルギーを消耗させますので、たとえば、**悲惨な映像のニュースは**漫然《まんぜん》と観るのではなく、**朝など時間を決めて観る、など自分で情報の受け取りをコントロールする**必要があります。

意識して**自分の腎のエネルギーが減らないよう守る**ことを心がけましょう。そうでないと、自分で自分を疲弊《ひへい》させてしまいます。

食養生 タンパク質は基本中の基本

◉タンパク質は毎食ちょこちょことる

せっかく成長ホルモンを分泌させたなら、筋肉や骨の材料として、タンパク質が大切なことはいうまでもありません。食事のなかでしっかりとりましょう。

タンパク質はこまめにとることがおすすめです。「昼間はあっさりと簡単にすませたから、夕食で肉を食べよう」ではなく、**毎食、ちょこちょことタンパク質の豊富な食材をとる**ようにしましょう。

あっさりとしたおにぎりやパンなどの食事には、ゆで卵、チーズや牛乳を組み合わせるといった工夫をしてみましょう。

80代、90代で食が細くなった方は、**サプリメントのプロテインでタンパク質を補う**のも一案です。飲料だけでなく、ゼリーやクッキー、アイスなどの多様な形態で、タンパク質をはじめとする栄養素を補充できる栄養補助食品が市販されていますので、必要に応じて活用するのもおすすめです。

◉腎と心を補う天然の塩

腎を補う食材のうち、カラダを温めるものには、栗、くるみ、黄にら、なた豆、たなご、鯛《たい》、いわし、えび、いとよりなどがあります。また、冷やしたり温める作用のない食材には、山芋、うなぎ、貝柱のほか、黒米、黒ごま、黒豆など黒い食材があげられます。

「五味と五臓」の関係でいうと、**「塩辛い（＝鹹《かん》）」味が腎の働きを高めます。**

腎ケアにあたっては、塩辛い味の源である海水に関わりのある昆布《こんぶ》やワカメ、のり、ひじきなどの海藻《かいそう》類や、えび、貝類などがおすすめです。

塩や味噌、しょうゆも、塩辛い味に入ります。こうした調味料を使った日本食は腎気にもいいのです。ただし、コレステロール値が高い方や高血圧の方など、医師から食事制限を受けている場合はその指示に従ってください。

漢方の考え方では、塩辛い味を過度にとると、五臓の「心」を傷つけることになります。心は血液循環をコントロールしている臓です。そのため、塩分をとりすぎると血液循環系に異常がおよび、血圧を上昇させる、つまり西洋医学でいう高血圧になるのです。

心を補うには、苦味が大切ですので、調味料の中でも、苦味成分である「にがり」が含まれている**天然の塩は、腎の働きを補う塩辛さと、心の働きを補う苦味とのバランスがいい**ものといえるでしょう。

このほか、腎気を補うには、山芋、もずく、なまことといった「**ネバネバ食品**」もおすすめです。

ツボ養生　元気をチャージする……………

腎気を補い、**元気やパワー、若々しさをチャージする**ため、また、腎気が減っていることで生じる**白髪や尿漏れなど泌尿器系トラブルなどの不調に効果的なツボ**を紹介します（図25）。

●腎兪《じんゆ》／気海《きかい》／中極《ちゅうきょく》／復溜《ふくりゅう》／湧泉《ゆうせん》

【ツボの押し方】

ツボを押すときは、3段階くらいで徐々に力を強くして、5秒くらい「痛いけれど気持ちいい」程度の力で押します。その後、ふたたび3段階くらいで力を抜いていき、ジワーッと離します。これを5回くり返してみましょう。

図25-1　腎のツボ

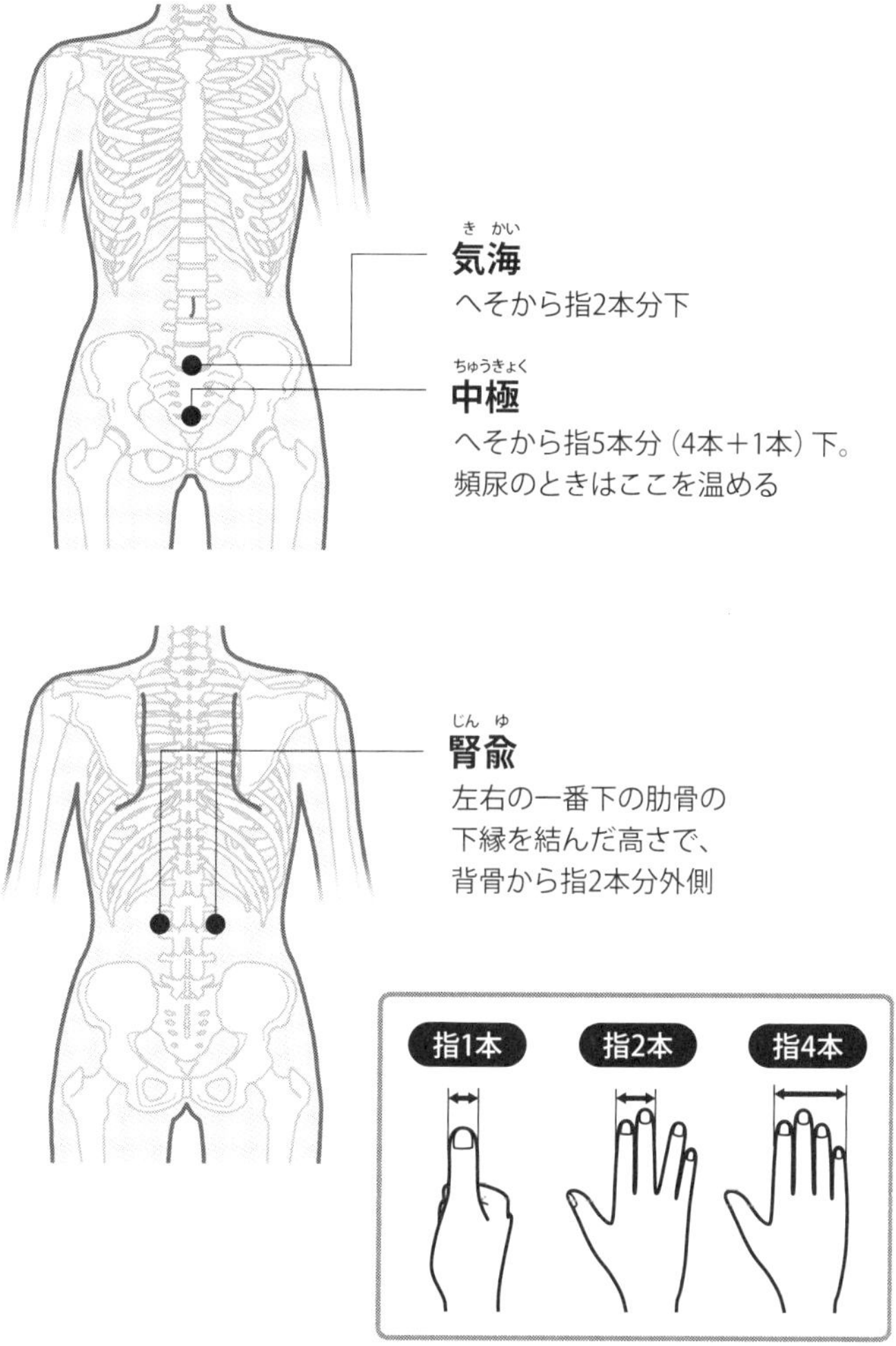
気海《きかい》
へそから指2本分下
中極《ちゅうきょく》
へそから指5本分（4本＋1本）下。
頻尿のときはここを温める
腎兪《じんゆ》
左右の一番下の肋骨の
下縁を結んだ高さで、
背骨から指2本分外側
指1本
指2本
指4本

図25-2　腎のツボ

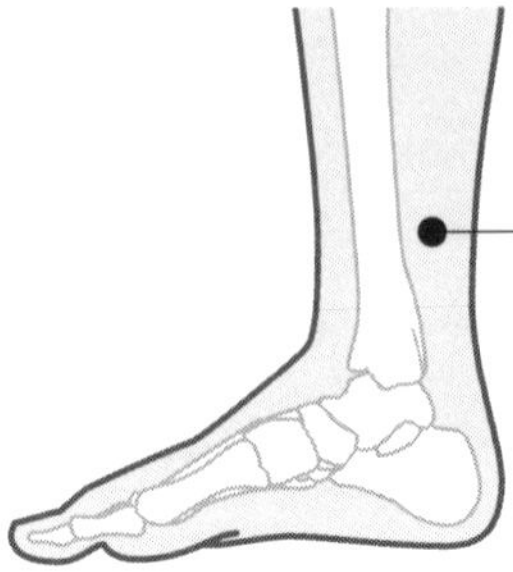

復溜《ふくりゅう》

内くるぶしの頂点から指3本分上の点から、指1本分だけ後ろ側。
下半身の冷えやむくみに効果的

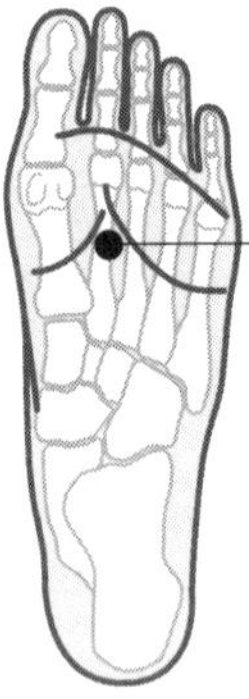

湧泉《ゆうせん》

足裏の中央よりやや上、足指を内側に曲げたときにへこむところ

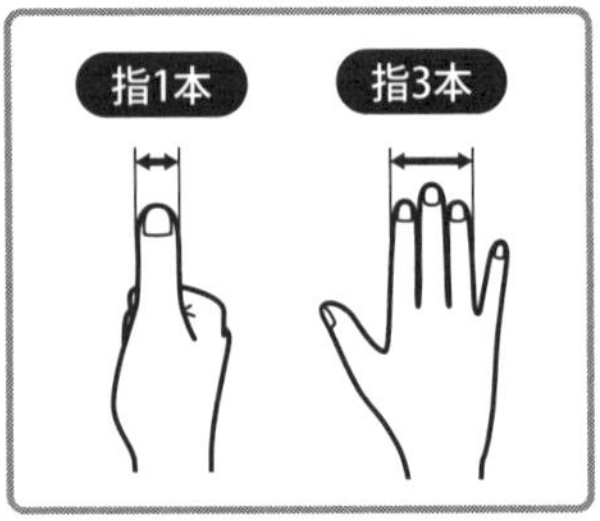

第5章

漢方で「フレイル」対策

「未病」＝健康と病気のグレーゾーン……………………

この本を手にとってくださったみなさんですから、「未病《みびょう》」という言葉を聞いたことがある方も多いでしょう。未病の概念の一つに「健康と病気の間のグレーゾーン」があります。

漢方では、病名が特定しにくい「病気未満で健康ではない状態」を、未病として「病気」と同様にれっきとした治療の対象としています。

古代中国に源流を持つ漢方などの東洋医学では、この未病の段階での治療を重視します。これまでにもたびたび紹介してきた中国最古の医書である『黄帝内経《こうていだいけい》（素問《そもん》）』には、「聖人は已病を治さずして未病を治す」とあります。これは「聖人は病気になってから治療方法を講ずるのではなく、まだ病気にならないうちに予防する」という意味です。

同じく古典の医書『金匱要略《きんきようりゃく》』には、「未病を治すは、肝《かん》の病を見れば、肝、脾《ひ》に伝わることを知りて。当に先ず脾を実すべし」とあります。ここでは「肝の病気がある場合、優れた医者は、肝が脾に影響をおよぼすことを知っていて、まず脾を手当てすることから手をつける」と解説されています。

つまり、**まだ病気になっていない状態の「未病を治す」のが優れた医者であって、病気とわかる状態で治療するのは並の医者である、**と説いているわけです。

五臓《ごぞう》は相互に関連しており、カラダとココロも不即不離《ふそくふり》と考える漢方では、**未病を放っておいた場合は、いまの不調とは別の部分に、もっと深刻な不具合があらわれると**予測できます。未病の段階で手が打てるなら、思わぬ病気が表面化することもありません。

未病は、健康も病気ともいえないあいまいなゾーンですが、単なるグレーゾーンではありません。この段階で適切に対処すれば、不調を解消するだけでなく、他の部分への波及を抑えることが可能です。

人生100年時代に健康寿命を延ばすためには、この未病の考え方が欠かせません。

フレイルも未病の一種

「病気ではないけれども、健康でもない状態」は、みなさんも心当たりがあるのではないでしょうか。

「食が細くなった」
「風邪をひきやすい」
「カラダがだるい」
「疲れやすい」
「腰が痛い」
「歩くのが遅くなった」

など、ちょっとした不調や変化があっても西洋医学的な検査では明らかな異常がない場合は、加齢にともなうカラダからのサインであり、これもまた未病といえます。

高齢者が足腰の衰えから、病気がちで寝込むことが多くなるといった状態を、最近は

「フレイル」と呼ぶようになりました。

フレイルとは「Frailty（虚弱、こわれやすさ）」の日本語訳です。介護が必要となる前の段階で、「弱ってきていても、手入れすれば機能を回復できる段階」を示す概念で、2014年から日本老年医学会が提唱している呼び方です。逆にいうと、「手入れをしなければ要介護状態に進んでしまう段階」ともなります。

つまり、**フレイルは「健康と要介護状態の間」であり、適切なケアによって元に戻ることができる段階**なのです。

これは「健康と病気の間」にあり、適切なケアによって健康になれる未病の考え方と同じだとおわかりいただけるでしょう（図26）。

●未病＝健康と病気の間。適切に対処すれば病気に進むことを抑えられる

●フレイル＝健康と要介護状態の間。適切なケアで元に戻ることができる

図26　フレイルは未病の一種

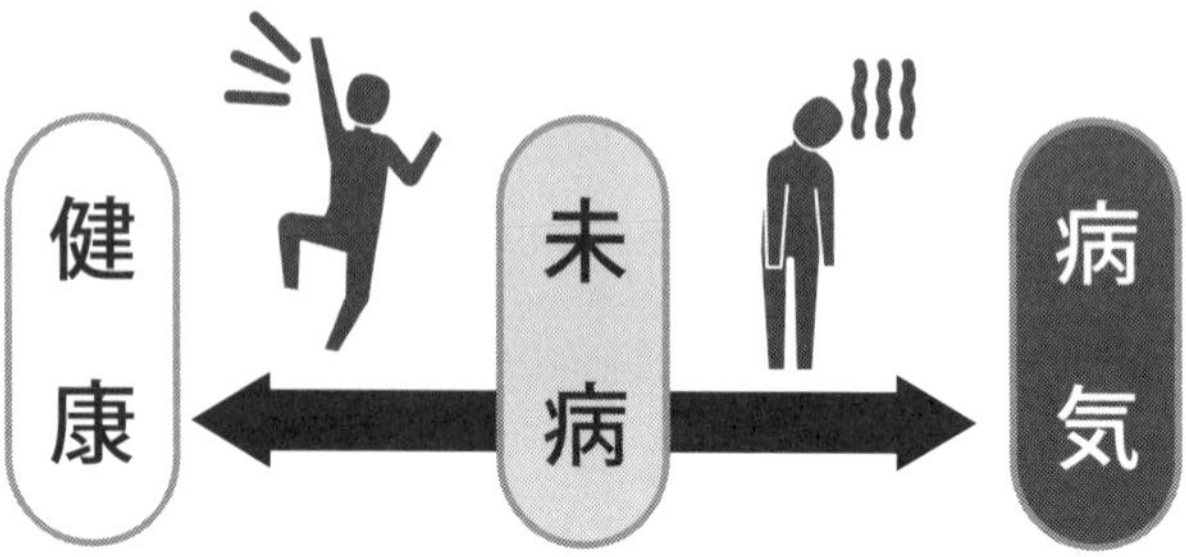

未病＝健康と病気の間のグレーゾーン。養生で健康に戻れる

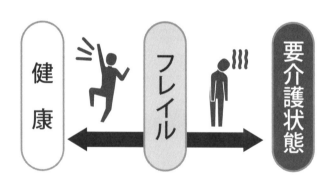

フレイル＝健康と要介護状態のグレーゾーン。養生で健康に戻れる

健康で自立した生活を送っている状態と要介護状態の間には、明確な一線があるわけではありません。少しずつ活力や体力がなくなってきて、やがて自分で身の回りのことをするのがむずかしくなり、要介護状態になる、という移行段階がフレイルとされているわけです。

かつて、老衰と呼ばれていた状態は、高齢になって足腰が弱って活発でなくなり、心臓や呼吸器、消化器などさまざまな機能が低下してきた状態に近いものでした。

フレイルとは高齢になって生理的予備能が低下することから、**さまざまなストレスに対して弱くなり、食欲不振や体重減少、抑うつ症状が少しずつ進行していくような状態**を指しています。

「フレイルに関する日本老年医学会からのステートメント」には次のようにあります。

高齢期に生理的予備能が低下することでストレスに対する脆弱《ぜいじゃく》性が亢進《こうしん》し、生活機能障害、要介護状態、死亡などの転帰《てんき》に陥りやすい状態で、筋力の低下により動作の俊敏《しゅんびん》性が失われて転倒しやすくなるような身体的問題のみならず、認知機能障害やうつなどの精神・心理的問題、独居や経済的困窮《こんきゅう》などの社会的問題を含む概念である。

フレイルはカラダだけでなく、ココロや社会的な側面も含む概念なのです。どうでしょう、漢方の考え方ととてもよく似ていると思いませんか。

フレイルは次のように、「身体的フレイル」のほか、「精神的フレイル」「社会的フレイル」という主に3つの要素からなるとされています。

●身体的フレイル＝カラダの虚弱
●精神的フレイル＝認知機能の低下、判断力の低下、意欲の低下、抑うつ気分など、ココロ／認知の虚弱
●社会的フレイル＝閉じこもり、孤食など社会性の虚弱

そして、この3つの要素は互いに関連し、影響しあっています。

たとえば、外出がおっくうになって家にこもりがちになるなど、活動量が減ると筋肉量も減り、エネルギーの消費量も低下します。おなかがすかないので食事の摂取量が

減っていき、低栄養の状態になります。その結果、体重や筋力も落ち、転倒や骨折のリスクが高まっていきます。

さらに、独り暮らしだったり家に一人でこもっていたりして友人や地域の人たちとの交流が減っていくと、社会性が低下し、意欲や認知機能の低下につながっていく……、といった具合です。また、老老介護で疲弊《ひへい》するケースもまれではありません。

「疲れやすく体重減少」の女性はフレイル要注意……………

では具体的に、フレイルとはどういう状態なのでしょうか?

「自分はどうなんだろう。大丈夫かな?」と心配な方もいるかもしれませんね。国内外で広く用いられている評価基準は、以下の5つです。

(1) 体重減少
(2) 疲れやすい
(3) 歩行速度の低下

（4）　握力の低下
（5）　身体活動量の低下

5つの項目のうち3つ以上に該当する場合はフレイル、1～2項目が該当する場合はプレフレイル（フレイルの予備群）とされています。

それぞれを解説しましょう。次のチェックで当てはまる項目がありますか？

（1）体重減少＝意図しない年間4～5キロ、または5％以上の体重減少。
ダイエットなどで意図して体重を落とした場合は除いて、6カ月間で2～3キロ以上の体重減少があったかどうかが目安になります。

（2）疲れやすい＝何をするにも面倒だと週に3、4日以上感じる。
ここ2週間程度、わけもなく疲れたような感じがあるかどうか。疲労感や倦怠感が抜けないという人が当てはまります。

（3）歩行速度の低下＝測定区間5メートル（前後に1メートルの助走区間）を歩いて5秒以上かかった場合、歩行スピードが低下していると判定されます。

（4）握力の低下＝利き手の握力を測定して、男性は26キロ未満、女性は18キロ未満の場合、筋力が低下していると判定されます。

（5）身体の活動性の低下

①軽い運動・体操（農作業も含む）を1週間に何日くらいしていますか？

②定期的な運動・スポーツ（農作業を含む）を1週間に何日くらいしていますか？

①②のいずれも「していない」という人が該当します。

いかがですか？　一つも当てはまらなかったという方はすばらしいです。その状態を保てるよう、小さな変化も見逃さないようにしましょう。

1番目の体重減少については、**男女とも更年期後の60代からは、「体重が減った！」と単純には喜べません。**脂肪ではなく筋肉が減っているケースが多いので、疲れやすくなったり、歩行速度や握力の低下、身体の活動性の低下につながるためです。

これまで、体重といえばダイエットあるいはメタボ、と太りすぎの話として語られることが多かったと思いますが、カラダの変化にあわせて意識を切り替える必要があるでしょう。

とくに**「疲れやすい」「体重が減ってきた」という女性は3・5倍フレイルになりやすい**という報告もありますので注意してください。

さらに、２０１９年から始まったコロナ禍《か》による影響で、**フレイルやプレフレイルの40～50代が増加している**というアンケート結果が報告されました（２０２３年に日本生活習慣病予防協会で実施された医師へのアンケート調査）。

プレフレイル増加の要因には、運動量の低下、栄養素バランスの乱れ、うつ傾向、睡眠の質・量の低下などがあげられています。

はじまりは「低栄養」と「体重減少」……………………

フレイルのメカニズムについて、もう少し説明しましょう。

先ほど、「外出がおっくうになって家にこもりがちになるなど、活動量が減ると筋肉量も減り、エネルギーの消費量も低下します。おなかがすかないので食事の摂取量が減っていき、低栄養の状態になります。その結果、体重や筋力も落ち、転倒や骨折のリ

図27　フレイルサイクル

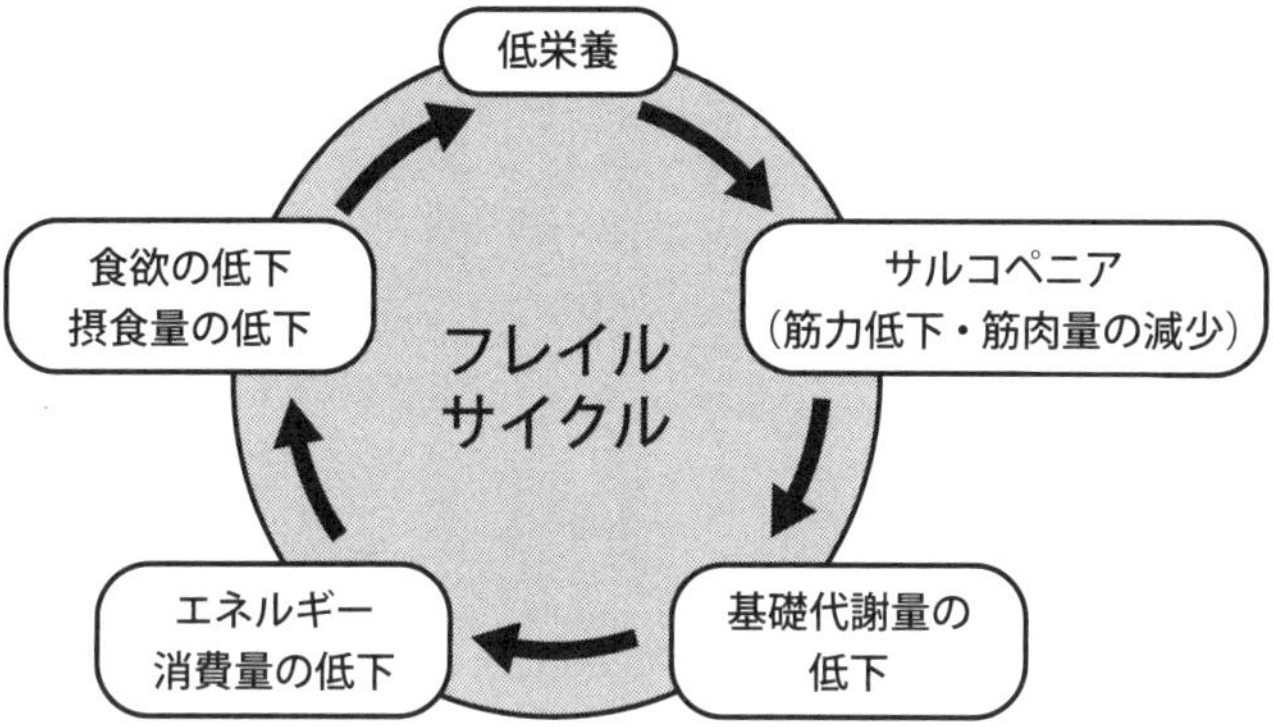

スクが高まっていきます」と書きました。

この流れをフレイルの概念で説明すると、このようになります。

低栄養（＋体重減少）↓サルコペニア（筋力低下・筋肉量の減少）↓基礎代謝量の低下↓エネルギー消費量の低下↓食欲の低下・摂食量の低下↓さらなる低栄養へ……。

これが**「フレイル・サイクル」と呼ばれるメカニズムです。**螺《ら》旋《せん》階段をぐるぐると下りるように、負のスパイラルがずっと続いてしまうのです（図27）。

そして、**そのスタートになりがちなのが**

「低栄養」と「体重減少」です。年をとるごとに食べる量が減っていくのは自然なことですが、低栄養と体重減少にはくれぐれも気をつけたいものです。

また、みなさんは、加齢にともない注意すべきこととして、「ロコモ」とか「サルコペニア」という言葉を見聞きしたことがあるのではないでしょうか。いずれもフレイルの原因や要素となるカラダの状態や症状です。

「ロコモ」とは「ロコモティブシンドローム（運動器症候群）」の通称で、「運動器」と呼ばれる骨や筋肉、関節の衰えや障害から、移動機能が低下すること。「サルコペニア」とは加齢や疾患によって筋肉量が減少し、全身の筋力が低下することを意味しています。

漢方で「食べる力」「運動できるカラダ」を取り戻す……

フレイルの予防・改善のポイントは「栄養」と「運動」にあります。タンパク質など筋肉をつくる材料を食事でとるとともに、筋肉を維持、増強するためにはカラダを動かすことが欠かせません。

とくに筋肉量が落ちてくる50代からは、効率的に質の高い栄養をとることが大切です。

よく「メタボが気になるから肉類はがまんしています」という方がいますが、肉類は良質のタンパク質であるだけでなく、植物性のタンパク質では補えないさまざまな栄養素も含まれているので、じつは**50代からこそ肉類を食べる**べきです。

もちろん、焼き肉や唐揚げの飽食をすすめているわけではありません。牛肉であれ豚肉であれ、良質な赤身肉を食べましょう。

しかし、そもそも栄養と運動によってフレイルを予防・改善するためには、**「食べる力」を取り戻し、「運動のできるカラダになる」ことが必要なのですが、これがなかなかむずかしい**のです。

女性は年とともに「食欲もないし、そんなに食べられない」という方がかなり多くなります。食べられないと低栄養まっしぐらになってしまうのはわかっていても、です。

男性でも「食欲もわかず、気力も出ない。筋肉も落ちてますます出不精《でぶしょう》になってきた」という人もいらっしゃいます。

そんなときこそ、漢方の出番です。**「食べる力」「運動できるカラダ」にする養生が漢方にはあります。**

第4章でも食養生について述べましたが、その元になっているのは「医食同源《いしょくどうげん》」の考え方です。漢方薬の大半は植物由来のため、食材を活用した食養生によって必要な有効成分を取り入れる、ということが基本になります。

漢方薬にも使用されるしそ、ナツメやしょうがなどの食材を日々の食事に取り入れて、胃腸の働き、すなわち**「脾気《ひき》」を高めて、食欲が出て栄養がとれるようにしていきます。**

しかし、加齢にともない脾気の働きが衰えているときには、食事だけで栄養を補うことがむずかしい場合があります。

また、疲れやすい、気持ちが落ち込む、眠りが浅いなどの症状があるときには、食材を普段よりも多くまたは頻回《ひんかい》にとる必要があります。でも、たとえば「しょうがを毎日○グラムとる」ということは、なかなか現実的ではありません。

そのような場合には、**漢方薬を活用する**こともよくあります。漢方薬は植物などが加工されている生薬《しょうやく》（漢方薬の原材料）を用いているため、有効成分が濃縮され、複数の生薬の相加《そうか》・相乗効果が期待できます。

漢方薬という「薬」を飲んで食欲が出る、ということは経験のない方にはイメージしづらいかもしれません。でも実際に「食べられるようになった！」と患者さんからたくさんの喜びの声を聞いています。「食べたくても、食べられない」というのは、想像以上につらいことだと思います。

しかし、効果が高い半面、食材の蕎麦《そば》でアレルギー反応が出る場合があるように、漢方薬も薬のため、副作用はあります。このため、**そのときどきの自分の状態に合った漢方薬を服用する**ことが大切です。

こうして脾気の枯渇《こかつ》を抑え、整えてやることで、「食べる力」が戻ってきます。**食べられるようになれば、**食事から栄養がとれるカラダになり、少しずつ**「運動のできるカラダ」をつくることができる。**つまりフレイルへの効果的なケアになるのです。

フレイルは「脾・肺・腎」の気の衰え……………………

ここで第1章の「五臓の弱点チェックリスト」で、五臓について説明したことをちょっと思い出してみてください。

50歳の「肝気《かんき》」の衰えで筋肉が、60歳の「心気《しんき》」の衰えで血液循環が、70歳の「脾《ひ》気《き》」の虚弱で消化機能が、80歳の「肺気《はいき》」の衰弱で呼吸機能が衰えます。90歳の「腎《じん》気《き》」の枯渇によって頻尿《ひんにょう》などの腎臓の機能低下のほか、下半身の弱りや骨粗しょう症などの老化にともなう症状がみられるようになります。

とくに**70歳からの脾・肺・腎の衰えであらわれる症状は、フレイルそのもの**といえます。漢方の視点でとらえると、**フレイルとは加齢にともなう脾気・肺気・腎気の衰え**となります。先ほどのフレイル・サイクルを脾・肺・腎の3つの臓から読み解いてみましょう。

高齢になって、食欲不振や胃もたれといった消化・吸収機能が衰えるのは、脾気が少なくなった「脾虚《ひきょ》」の状態です。脾虚は消化器症状のほか、しばしば倦怠感、疲労感、気力低下となってあらわれます。食欲が低下し、食べる量が少なくなった結果、カラダに低栄養が生じます（図28①）。

食べられなくなって低栄養になると、当然、筋肉もつくれなくなり骨も弱くなってきますので、年齢よりもいっそう腎気が少なくなって「腎虚《じんきょ》」が深刻になります。

腎気は人間が生きるうえで必要なさまざまな生命活動のパワーの源《みなもと》です。腎虚の症状

図28 脾・肺・腎で読み解くフレイルサイクル

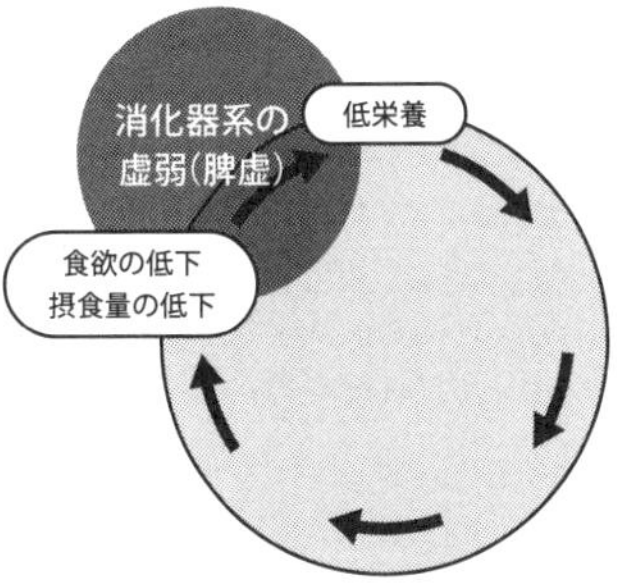

①高齢になると消化器系が衰える（脾虚）。食欲が落ち食べる量も少なくなると、栄養がうまくとれず低栄養となる

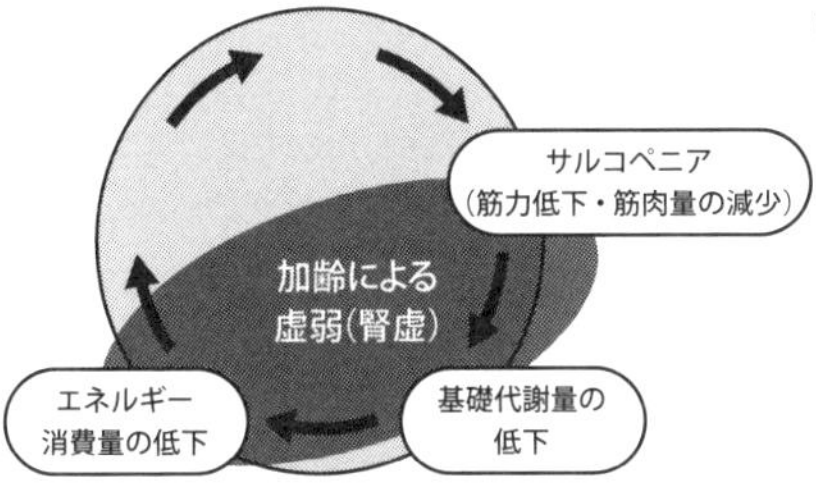

②加齢とともにエネルギーが少なくなる（腎虚）。低栄養により、筋肉がつくれず、筋力が落ちる（サルコペニア）ため、座りっぱなしや動かない生活となる。活動量が低下すると、基礎代謝量もエネルギー消費量も低下する

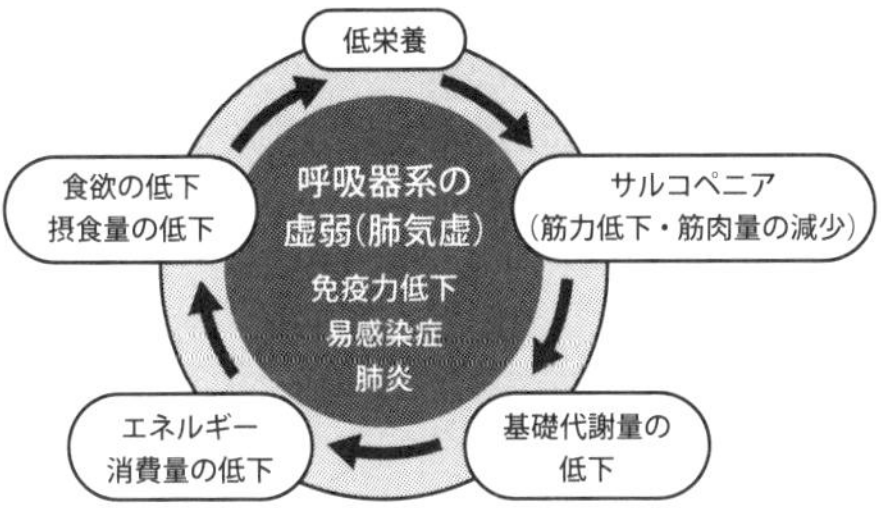

③エネルギーがつくれないので、呼吸器系も衰える（肺気虚）。呼吸器の働きが弱ると免疫力が低下し、病原菌やウイルスに感染しやすくなり、風邪や肺炎を引き起こす。カラダの虚弱が進むと、食欲がさらに低下し食べられず……と悪循環が続く

は下半身の筋力低下、足のむくみ、腰痛、頻尿《ひんにょう》、性機能障害など下半身にあらわれやすいのですが、それは、カラダの筋力の低下や筋肉量が減少するというフレイル・サイクルの「サルコペニア」に該当します（図28②）。

さらに、活動量が落ち、動かないため、基礎代謝量やエネルギー消費量も低下していく、という流れになります。

生命活動のパワーである腎気が衰えるため、呼吸器の機能も弱くなり、肺の働きも低下します（肺気虚《はいききょ》）。咳やくしゃみなどで外界からの異物を排除するなど、呼吸器は免疫《めんえき》の第一関門です。その働きが弱ることは免疫力の低下となり、ウイルスや病原菌に感染しやすくなります。

風邪をひきやすく、ひくとなかなか治らなくなり、肺炎を起こすなど、カラダはますます弱ってきます（図28③）。その結果、さらに食欲が低下し、食べられなくなっていく……。

こうしてフレイル・サイクルが一巡して「低栄養」の振り出しに戻り、この流れがぐるぐると悪循環する、というわけです。

また、おさらいになりますが、生命エネルギーである気は、生まれたときから持っていて総量が決まっている「先天《せんてん》の気」と、胃腸や呼吸器を通じて外からとり入れる「後《こう》天《てん》の気」の2つからなります。

このうち「先天の気」を蓄えている場所が腎、もう一方の「後天の気」を生成しているのは脾と肺です。**気のエネルギーに関連する脾・肺・腎の3つの気が衰えることは、すなわち生命エネルギーの枯渇につながる**ものでもあります。

フレイル・サイクルを漢方視点で読み解きました。実際には必ずしもこの順番で弱るわけではなく、脾・肺・腎3つの臓が同時進行で機能低下していく状況もあるでしょう。また、脾だけの人もいれば、脾が7割で腎が3割など、その人のカラダの状況次第で、違う進み方をすることも大いにあります。

「『黄帝内経』の老化モデル」では脾・肺・腎を含めすべてのエネルギーを100歳で使い果たし、天寿を全《まっと》うするという流れです。しかしフレイルになると、その手前でエネルギーを使い果たすことにもなりかねません。

フレイルとは足腰が弱るだけでなく、高齢期のさまざまなカラダの不調となってあらわれます。そして、**未病であるフレイルは漢方で治療することができます。**脾・肺・腎の気を補い、気を巡らせて働きを整えるようにすることが重要になります。

「先天の気」である腎気のエネルギーをすり減らさず、脾である胃腸の働きをよくし、そして肺の呼吸器に症状があるときは早めに対応するようにしましょう。

イライラ、怒り、精神的フレイルには肝のケア……………

加齢とともに脾・肺・腎の気が少なくなってくるので、これを補って、「食べる力」と「運動できるカラダ」にしていくのが漢方的なフレイル対策となります。そして、フレイルは身体的な側面だけでなく、精神的フレイルといわれるように、ココロのケアも必要です。

この点も、カラダとココロの両方を診る漢方が得意とするところです。

「年を重ねると丸くなる」といわれますが、最近は役所の窓口やコンビニのレジなどで、怒りを抑えきれず大声を上げている「キレる高齢者」が話題になることがあります。

加齢とともに脾・肺・腎の気が少なくなってくると、単に不足した気を補っただけでは心身はうまく働きません。**補った気を巡らせる**ことも大切になります。

気の巡りに関して五臓で重要な役割を果たしているのが、自律《じりつ》神経と関係する肝です。ちょっとしたストレスでも肝の働きが乱れることで、気の巡りが邪魔されるため、イライラしたり短気で怒りっぽくなってしまいます。

こうした**イライラや怒りっぽさに処方される「抑肝散加陳皮半夏《よくかんさんかちんぴはんげ》」という漢方薬**があります。

肝の昂《たか》ぶりを抑え、自律神経系の調節をしながら気の巡りを改善させるもので、もともとは子どもの夜泣きで使われる漢方薬ですが、いまは認知症の周辺症状である不安や興奮、粗暴な言動の改善にもよく使われます。

また、女性の更年期にはイライラ、不眠、疲労感、熱感、冷え、頭痛、めまい、腰痛、しびれ感、頻尿、便秘などの症状に悩まされがちです。これらの症状は、自律神経の働きが乱れることでも起こります。

女性にみられる更年期症状のような自律神経失調症を、漢方では「血《ち》の道症《みち》」と呼んでいます。

更年期症候群は女性ホルモンの乱れが原因となりますが、血の道症は自律神経の働きが乱れることで起こるので、20代でも80代でも起こると考えられます。

「若年期」や「老年期」の血の道症もあるのです。「老年期」の血の道症は、精神的フレイルの一種といえそうです。

「最近イライラして、よく眠れない」という80歳の女性の患者さんを診たところ、のぼせや気分のムラもみられます。血の道症と診断し、**肝の働きを整える「加味逍遙散《かみしょうようさん》」**を処方すると、「このお薬は更年期のときにも飲んでいました。それを80代でまた飲むとは」と驚いていました。

人生100年時代では、**今後は「老年期」の血の道症として、自律神経が失調した心身の症状を訴える人が増えるかもしれません。**

一人一人に合わせる漢方治療

漢方は、患者さん一人一人の体質やカラダ全体の状態を総合的にとらえることが基本です。そのため、漢方では「病名」ではなく、「証《しょう》」という言葉が使われます。これは患者さんの体質や主訴《しゅそ》だけでなく、それにともなって生じる症状を含めた状態を、総合的に見て分類したものです。

すなわち漢方の診療では、フレイルに対する治療でも、どのようなフレイルの状態なのかを診て、症状や体質から総合的に「証」を決めています。

私はこの違いを、西洋医学がさまざまな患者さんに適合する「プレタポルテ（既製服）」的な発想であるのに対し、漢方は「オートクチュール（注文仕立て服）」的だと説明しています。

患者さんのカラダのどの部位が病んでいるか、どのような性質の病気なのかを、陰陽、虚実、気・血・水、五臓などの概念によって分類したものが、漢方の「証」なのです。

実際の診断にあたっては、こうした漢方独特の観点から多角的に診て、総合的に判断していきます。このため、漢方治療では、**同じ症状や疾患でも異なる漢方薬を処方すること（同病異治《どうびょういち》）**や、逆に、**異なった症状や疾患に対して同じ漢方薬を使用すること（異病同治《いびょうどうち》）**があります。

たとえば、一般的に風邪薬として広く知られている**「葛根湯《かっこんとう》」**は、「胃腸が丈夫な人や若者の風邪の初期」に用いられる代表的な処方です。しかし、胃腸が弱い人や体力がない高齢者が、長引いている風邪を治すために服用すると、かえって食欲低下や胃もたれなどを引き起こす場合があります。

胃腸が虚弱な人の風邪のひきはじめには、**「桂枝湯《けいしとう》」**や**「香蘇散《こうそさん》」**などが使用されます。これが同じ症状でも異なる漢方薬を処方する「同病異治」です。

このように、**漢方は一人一人に合わせたオーダーメイドの治療**といえるのです。

フレイルに効く漢方薬がある……………………

フレイルの治療は、五臓のうちとくに脾・肺・腎の気を補い、整えることですが、先述のとおり、これらの機能低下もクリアカットに、わかりやすい形で起こるわけではありません。脾だけの人もいれば、脾・肺・腎がそれぞれ同じ割合にみられる場合や、脾が7割で腎が3割など、各自のフレイルの状況によって、漢方薬の処方が変わってきます。

食事量が減ったり、胃もたれをして以前よりも胃腸の働きが弱っているときには、脾の働きを高める朝鮮人参《ちょうせんにんじん》や黄耆《おうぎ》などの生薬の入った漢方薬を活用します。たとえば、**「六君子湯《りっくんしとう》」**や**「四君子湯《しくんしとう》」**などです（図29）。

食後の眠気や倦怠感がいちじるしい場合は、**「補中益気湯《ほちゅうえっきとう》」**などを用います。脾の働

図29 フレイルに用いられる主な漢方薬の一覧

症状	漢方薬
イライラや精神不安のときに、肝を整える	抑肝散《よくかんさん》加《か》陳皮《ちんぴ》半夏《はんげ》、加味逍遙散《かみしょうようさん》
クヨクヨして気分が落ち込みがちなときに、気の巡りを改善する	半夏厚朴湯《はんげこうぼくとう》、香蘇散《こうそさん》
胃腸虚弱を改善し、「食べる力」をつけ、脾を補う	六君子湯《りっくんしとう》、四君子湯《しくんしとう》
疲労・倦怠感の緩和、気力・体力をアップし、脾を補う	補中益気湯《ほちゅうえっきとう》
胃腸虚弱であり、便通異常がある人。脾を補う	小建中湯《しょうけんちゅうとう》、黄耆建中湯《おうぎけんちゅうとう》
疲れやすくて、風邪を引きやすい人や、汗をかきやすく皮膚が弱い人に。肺を補う	玉屏風散《ぎょくへいふうさん》、桂枝加黄蓍湯《けいしかおうぎとう》
風邪をひきやすいなど落ちた免疫力を調整し、肺や脾を補う	柴胡桂枝湯《さいこけいしとう》
体力が落ちた人の滋養強壮に、腎を補う	八味丸《はちみがん》（八味地黄丸《はちみじおうがん》）、牛車腎気丸《ごしゃじんきがん》
皮膚の乾燥や冷えがあり、食欲不振による体力低下や疲労・倦怠感が強い人に。脾と腎を補う	十全大補湯《じゅうぜんだいほとう》
疲れやすく、不安感があり、眠れない人に。脾・心を補う	加味帰脾湯《かみきひとう》
食べられず、疲労・倦怠感が著しい人に。脾・肺・腎を補い、気力・体力を底上げ	人参養栄湯《にんじんようえいとう》

※ 医師や漢方薬にくわしい薬剤師の指導に従って服用してください

きを高めることで、「食べる力」を少しでもつけることができます。

肺の機能低下には、黄耆が入った「**桂枝加黄耆湯**《けいしかおうぎとう》」や「**玉屏風散**《ぎょくへいふうさん》」など、風邪をひきやすい人なら免疫調整作用のある柴胡《さいこ》の入った「**柴胡桂枝湯**《さいこけいしとう》」なども処方します。肺の働きを高めることで、風邪をひきにくくなって気の温存につながります。

腎の働きが弱っているときは、漢方薬では地黄《じおう》や附子《ぶし》が入った「**八味丸**《はちみがん》（**八味地黄丸**《はちみじおうがん》）」や「**牛車腎気丸**《ごしゃじんきがん》」などを用います。下半身を中心に温め、骨盤底筋《こつばんていきん》体操（男女ともに、肛門《こうもん》などを締めたりゆるめる体操）などもおこなうことで腎の機能を高め、筋トレなど「運動ができるカラダ」になります。

脾虚とともに、腎虚もみられるときには「**十全大補湯**《じゅうぜんだいほとう》」、脾・肺・腎のすべてが虚しているときには「**人参養栄湯**《にんじんようえいとう》」などを使用します。

「大は小を兼ねる」と考えて、「フレイル対策は脾・肺・腎に対応できる人参養栄湯だけでよいのではないか」と考える方もいらっしゃると思います。でも、実際は必ずしもそうではありません。

「生薬数が多いほど臨床の効果が高い」と思われがちですが、生薬数が多くなると効果がマイルドになってしまいます。それだけでなく、そのときの状態に必要のない、よけいな成分が入ることで、かえって不快な症状が出ることもあります。

これに対して、西洋薬の多くは有効成分が単一なので効果がシャープです。

さらに、漢方薬の効果は、「服用量が多いほど効く」というわけではなく、ある一定量以上は効果が逆に低下するものが多くあります。これは、漢方薬が複数の生薬からつくられており、生薬の有効成分も多成分であるため、作用を増強する成分と作用を減弱する成分が共存しているから、と考えられます。

実際の臨床でも、漢方薬を減量して効果があることも多く、各自の適量があるのです。

このため、**漢方治療では、そのときどきの自分の状態に合った処方を、必要量服用する「適時・適量投与」**が重要になります。

年齢だけでなく、気温や気候などの環境の変化、介護や育児、職場などのストレスによっても体調は変化しますので、そのときどきの自分の状態に合わせて、処方を調整することで、オーダーメイドのフレイル対策ができるのです。

現実問題として、「フレイル対策をしたいけれど、食事と運動だけしか方法がないのか。食べられないし、運動もできない自分にはなかなかむずかしいな」と思っている方は多いかと思いますが、漢方なら「食べる力」「運動できるカラダ」に整える知恵と手立てがあります。

これは第2章でも述べた、外科手術や抗がん剤などの化学療法で体力が落ちた方に漢方でケアするのと同じことです。手術や西洋医学の薬を飲んでも、カラダ自体がきちんと機能していなくては効かない。そのために**漢方でカラダを整え、気力・体力の底上げをする**のです。

未病や不調への対処も同じこと。これまで「無理だ」と諦めていた方々をすくい上げることができるのが漢方の強みです。

フレイルや老化についても、漢方薬も含めた対策があり、うまく老いるための手立てがあることを、多くの方に知っていただければ幸いです。

著者略歴

東京女子医科大学附属東洋医学研究所所長・教授。医学博士。

福島県に生まれる。お茶の水女子大学を卒業後、中央官庁入省（国家公務員Ⅰ種）。英国オックスフォード大学大学院に留学中に漢方と出会う。帰国後、退職して東海大学医学部に学士入学。２００２年から東京女子医科大学附属東洋医学研究所に勤務。日本内科学会認定医。日本東洋医学会認定漢方専門医・指導医。

著書にはベストセラーとなった『女40歳からの「不調」を感じたら読む本』（静山社文庫）をはじめ、書籍で初めて「ポジティブ・エイジング」を提唱した『漢方の知恵でポジティブ・エイジング』（ＮＨＫ出版生活人新書）、『ストレス不調を自分でスッキリ解消する本』（さくら舎）、『〝なんとなく不調〟と上手につき合うためのセルフケア』（ＮＨＫ出版）などがある。

60代《だい》70代《だい》80代《だい》をうまく老《お》いる健康養生法《けんこうようじょうほう》

――東洋医学《とうよういがく》２０００年《ねん》のすごい知恵《ちえ》

二〇二四年一二月七日　第一刷発行
二〇二五年　三　月一五日　第二刷発行

著者　木村容子《きむらようこ》
発行者　古屋信吾
発行所　株式会社さくら舎　http://www.sakurasha.com
東京都千代田区富士見一-二-一一　〒一〇二-〇〇七一
電話　営業　〇三-五二一一-六五三三　FAX　〇三-五二一一-六四八一
編集　〇三-五二一一-六四八〇　振替　〇〇一九〇-八-四〇二〇六〇

装丁　アルビレオ
装画　藤田ヒロコ
本文図版制作　森崎達也　三浦佑子（株式会社ウエイド）
本文ＤＴＰ　三浦佑子（株式会社ウエイド）
印刷・製本　中央精版印刷株式会社

ISBN978-4-86581-445-3